Guia para
compreensão
e manejo do
TDAH

Nota: Este livro inclui a indicação de *links* externos, cuja publicação e manutenção não são de responsabilidade da Artmed Editora.

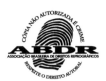 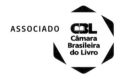

G943   Guia para compreensão e manejo do TDAH da World Federation of ADHD / Organizadores, Luis Augusto Rohde... [et al.]. – Porto Alegre : Artmed, 2019.
viii, 132 p. ; 23 cm.

ISBN 978-85-8271-559-8

1. Psiquiatria. 2. Distúrbio do déficit de atenção com hiperatividade. I. Rohde, Luis Augusto.

CDU 616.89-008.47

Catalogação na publicação: Karin Lorien Menoncin – CRB 10/2147

Luis Augusto **Rohde**
Jan K. **Buitelaar**
Manfred **Gerlach**
Stephen V. **Faraone**
(Orgs.)

Guia para compreensão e manejo do TDAH

da World Federation of ADHD

Porto Alegre
2019

© Artmed Editora Ltda., 2019

Gerente editorial: Letícia Bispo de Lima

Colaboraram nesta edição:

Coordenadora editorial: Cláudia Bittencourt

Capa: Paola Manica

Tradução para língua portuguesa: Fausto Campani, Júlia Stocchero Amaro e Márcio Lemos Sônego

Preparação do original: Lisandra Cássia Pedruzzi Picon

Projeto gráfico e editoração: TIPOS – design editorial e fotografia

Reservados todos os direitos de publicação à
ARTMED EDITORA LTDA., uma empresa do GRUPO A EDUCAÇÃO S.A.
Av. Jerônimo de Ornelas, 670 – Santana
90040-340 – Porto Alegre – RS
Fone: (51) 3027-7000 Fax: (51) 3027-7070

SÃO PAULO
Rua Doutor Cesário Mota Jr., 63 – Vila Buarque
01221-020 – São Paulo – SP
Fone: (11) 3221-9033

SAC 0800 703-3444 – www.grupoa.com.br

É proibida a duplicação ou reprodução deste volume, no todo ou em parte, sob quaisquer formas ou por quaisquer meios (eletrônico, mecânico, gravação, fotocópia, distribuição na Web e outros), sem permissão expressa da Editora.

IMPRESSO NO BRASIL
PRINTED IN BRAZIL

AUTORES

Luis Augusto Rohde (org.) – Professor of Psychiatry, Division of Child and Adolescent Psychiatry, Hospital de Clínicas de Porto Alegre, Federal University of Rio Grande do Sul, Brazil.

Jan K. Buitelaar (org.) – Professor of Psychiatry and Child and Adolescent Psychiatry, Department of Cognitive Neuroscience, Radboud University Medical Centre. Principal Investigator at the Donders Institute for Brain, Cognition and Behaviour, and Head of Karakter Child and Adolescent Psychiatry University Centre.

Manfred Gerlach (org.) – Associate Professor of Clinical Neurochemistry, Department of Child and Adolescent Psychiatry, Psychosomatics and Psychotherapy, University of Würzburg, Germany.

Stephen V. Faraone (org.) – Distinguished Professor of Psychiatry, SUNY Upstate Medical University, Syracuse, New York, United States of America.

David Coghill – Financial Markets Foundation Chair of Developmental Mental Health, Department of Paediatrics, Faculty of Medicine, Dentistry and Health Sciences, University of Melbourne, Australia.

Dennis van der Meer – Research fellow, NORMENT, KG Jebsen Centre for Psychosis Research, Division of Mental Health and Addiction, University Hospital & Institute of Clinical Medicine, University of Oslo, Oslo, Norway.

Desiree Silva – Professor of Paediatrics, University of Western Australia, Australia.

Francisco R. de la Peña Olvera – Professor of Child and Adolescent Psychiatry, Universidad Nacional Autónoma de México. Head at Clinical Research Department in the National Institute of Psychiatry "Dr Ramón de la Fuente Muñiz", Ciudad de México, México.

Jennifer Richards – Post-doctoral researcher, University of Groningen, University Medical Center Groningen, Department of Psychiatry, Interdisciplinary Center Psychopathology and Emotion Regulation (ICPE), Groningen, The Netherlands.

Lino Palacios Cruz – Associate Professor of Child and Adolescent Psychiatry, Professor of Faculty of Medicine, Universidad Nacional Autónoma de México. Researcher in Medical Sciences level D of National Institutes of Health, México. Principal Investigator PROMETEO (ADHD) Program, Department of Clinical Epidemiology, National Institute of Psychiatry "Dr Ramón de la Fuente Muñiz", Ciudad de México, México.

Olayinka Olusola Omigbodun – Professor and Head of Psychiatry, Director, Centre for Child and Adolescent Mental Health (CCAMH), College of Medicine, University of Ibadan; Consultant in Child and Adolescent Psychiatry, University College Hospital, Ibadan, Nigeria.

Philip Asherson – Professor of Psychiatry at King's College London, United Kingdom.

Ryan J. Kennedy – Clinical Associate, Brown Clinic for ADHD and Related Disorders, Manhattan Beach, California, United States of America.

Thomas E. Brown – Director of Brown Clinic for ADHD and Related Disorders, Manhattan Beach, California; Adjunct Clinical Associate Professor of Psychiatry and Behavioral Sciences, Keck School of Medicine, University of Southern California, United States of America.

Tobias Banaschewski – Professor of Child and Adolescent Psychiatry, Medical Director, Department of Child and Adolescent Psychiatry and Psychotherapy, Deputy Director, Central Institute of Mental Health, Mannheim, Germany.

Wai Chen – Professor of Child Psychiatry, University of Western Australia; Consultant Child and Adolescent Psychiatrist, Department of Health, Western Australia.

Yi Zheng – Professor of Psychiatry, Department of Child and Adolescent Psychiatry, Beijing Anding Hospital, Capital Medical University, Beijing, China.

COLABORADORES NACIONAIS

Fausto Campani | Júlia Stocchero Amaro | Márcio Lemos Sônego

COLABORADORES INTERNACIONAIS

Adriana Arias Caballero | Frinné Galicia Moreno | Miriam T. Serment Azuara
Maria Rosa Palacios Heredia | He Fan | Qi Yanjie | Huang Huanhuan
Qi Junhui | Chen Sijian | Luo Jie | Yin Shengjian

PREFÁCIO

Se você pesquisar pelos termos "ADHD" ou "attention deficit disorder" (ou, em língua portuguesa, "TDAH" ou "transtorno de déficit de atenção") no PUBMED ou na Web of Science, quase 50 mil referências aparecerão imediatamente em sua tela. Se a busca for por "ADHD/Attention Deficit Disorder book", uma quantidade igualmente grande de títulos será apresentada instantaneamente. Então você pode perguntar: por que outro livro sobre transtorno de déficit de atenção/hiperatividade (TDAH)?

Como parte do atual conselho da World Federation of ADHD, os organizadores deste livro concluíram que ela tem a responsabilidade única de dar especial atenção aos pediatras, psiquiatras, psicólogos e demais profissionais da saúde mental que atuam em países de média e baixa renda (*low-middle income countries* – LMIC). Esses colegas têm pouco ou nenhum acesso a informações baseadas em evidências acerca do transtorno. Assim, este não é simplesmente mais um livro "no oceano da literatura sobre TDAH", mas o único projetado com diversos recursos para permitir fácil acesso a esses colegas.

Primeiramente, trata-se de um livro conciso, a fim de que seja acessível. Profissionais de LMIC raramente conseguem comprar livros sobre transtornos específicos.

Em segundo lugar, será disponibilizado também como *e-book*. A distribuição de livros impressos não é uma especialidade da Federation, e seria difícil fazer com que seu alcance chegasse à maioria dos profissionais de LMIC. Pesquisas recentes no mundo todo mostraram que mais de três bilhões de pessoas têm um *smartphone*; e a previsão é de que, até 2020, esse número chegue a seis bilhões. *Smartphones* são mais onipresentes do que água limpa, encanamento interno e eletricidade estável.

Em terceiro, serão disponibilizadas gratuitamente versões do *e-book* em inglês, espanhol e chinês, as três línguas mais faladas ao redor do mundo, permitindo-nos alcançar cerca de 25% da população mundial. Aqui, gostaríamos de agradecer especialmente aos nossos colaboradores pelas respectivas traduções: Adriana Arias Caballero, Frinné Galicia Moreno, Miriam T. Serment Azuara e Maria Rosa Palacios Heredia, do México; He Fan, Qi Yanjie, Huang Huanhuan, Qi Junhui, Chen Sijian, Luo Jie e Yin Shengjian, da China; e Fausto Campani, Júlia Stocchero Amaro e Márcio Lemos Sônego, do Brasil, por seus esforços inestimáveis.

Um quarto ponto importante é que nosso livro foca no que profissionais de LMIC precisam saber acerca dos "elementos essenciais" para diagnosticar e gerenciar o TDAH em seu trabalho clínico diário. Por isso, decidimos desenvolver um livro com seis capítulos que traduzem o que é mais relevante ao avaliar e cuidar das pessoas afetadas pelo transtorno e suas famílias, além de incluir algumas informações básicas sobre epidemiologia e fatores de risco.

Quinto, este livro foi projetado e escrito por uma equipe internacional para um público internacional. Tivemos a sorte de contar com uma equipe de pesquisadores e clínicos maravilhosos, com larga experiência em diferentes aspectos do TDAH, escrevendo os capítulos que compõem este livro. Nossa profunda gratidão a: David Coghill, Dennis van der Meer, Desiree Silva, Francisco R. de la Peña Olvera, Jennifer Richards, Lino Palacios Cruz, Olayinka Olusola Omigbodun, Philip Asherson, Ryan J. Kennedy, Thomas E. Brown, Tobias Banaschewski, Wai Chen e Yi Zheng. Nós nos orgulhamos de ter representantes de todos os continentes em nossa equipe, reforçando o mandato mundial da nossa Federation e nosso respeito pela diversidade.

Este livro somente foi possível graças à parceria com a Artmed Editora, que compreendeu imediatamente a relevância da proposta e trabalhou eficientemente para concretizá-la. Nosso agradecimento especial para a equipe de produção, mais especificamente a Cláudia Bittencourt, que trabalhou de perto conosco nesta iniciativa, tornando o processo tranquilo e eficiente.

Estamos confiantes de que este livro será clinicamente útil para uma quantidade considerável de profissionais da saúde em LMIC que lidam com pacientes com TDAH. Além disso, esperamos que, por fim, o TDAH seja reconhecido adequadamente nesses países e que o sofrimento de pacientes e suas famílias seja mitigado por intervenções baseadas em evidências viáveis de implementar nesses contextos.

Luis Augusto Rohde
Jan K. Buitelaar
Manfred Gerlach
Stephen V. Faraone
(Orgs.)

SUMÁRIO

1.
COMPREENDENDO CONCEITOS ESSENCIAIS DA ETIOLOGIA DO TDAH   1
Stephen V. Faraone, Lino Palacios Cruz, Francisco R. de la Peña Olvera

2.
COMPREENDENDO OS FUNDAMENTOS DA NEUROBIOLOGIA DO TDAH   18
Jan K. Buitelaar, Dennis van der Meer, Jennifer Richards

3.
AVALIANDO O TDAH AO LONGO DA VIDA   44
Luis Augusto Rohde, David Coghill, Philip Asherson, Tobias Banaschewski

4.
ESTABELECENDO UM PLANO PSICOSSOCIAL PARA O CONTROLE DO TDAH   67
Thomas E. Brown, Ryan J. Kennedy

5.
ORGANIZANDO E FORNECENDO TRATAMENTO PARA O TDAH   88
David Coghill, Wai Chen, Desiree Silva

6.
CONVERSANDO SOBRE TDAH COM PACIENTES E SUAS FAMÍLIAS   117
Luis Augusto Rohde, Olayinka Olusola Omigbodun, Manfred Gerlach, Yi Zheng

COMPREENDENDO CONCEITOS ESSENCIAIS DA ETIOLOGIA DO TDAH

Stephen V. **Faraone**
Lino Palacios **Cruz**
Francisco R. de **la Peña Olvera**

Por décadas, cientistas têm buscado esclarecer a etiologia do transtorno de déficit de atenção/hiperatividade (TDAH). Tal procura é motivada pela crença de que, se as causas para o transtorno forem encontradas, será possível melhorar a compreensão da psicopatologia e descobrir tratamentos mais precisos ou, até mesmo, evitar o surgimento dessa condição que frequentemente é incapacitante. Neste capítulo, vamos considerar duas fontes etiológicas: as variantes de DNA codificadas em nosso genoma e os riscos ambientais compartilhados ou isolados que impactam o desenvolvimento do cérebro.

CAUSAS GENÉTICAS DO TDAH

EPIDEMIOLOGIA

A primeira evidência da herdabilidade do TDAH vem de diversos estudos feitos com famílias. Esses trabalhos mostraram que irmãos, mães e pais de crianças com o transtorno apresentavam risco maior de desenvolvê-lo. A Figura 1.1 mostra exemplos dos primeiros estudos familiares. Na Figura 1.1A, o risco para irmãos encontrado por Manshadi e colaboradores[1] é especialmente interessante, pois os pacientes com o transtorno que participaram do estudo já eram adultos. Esse estudo trouxe a primeira evidência de que o TDAH poderia ter um componente genético. Ele também alertou os clínicos que tratavam crianças com TDAH para o fato de que muitos de seus pais também portariam o transtorno, o que poderia dificultar o seguimento, por parte desses pais, das instruções relativas às intervenções médicas ou psicossociais prescritas para seus filhos.

Já que transtornos podem exibir manifestação agrupada em uma família devido a causas ambientais diversas, como infecções ou contato com toxinas, é essencial a consideração de estudos com gêmeos e filhos adotivos quando se avalia um possível componente genético para a etiologia do TDAH. Um exemplo é apresentado na Figura 1.2. Ela mostra que, nas famílias com filhos biológicos com TDAH, as taxas do transtorno entre os familiares são maiores do que aquelas encontradas entre os familiares de crianças com TDAH adotadas. O risco de TDAH em familiares adotivos foi similar ao encontrado em familiares de crianças sem o transtorno.[2,3] Esses achados sugerem que a relação genética intermedeia a transmissão familiar de TDAH.

Um método com maior poder de separação de causas genéticas e ambientais é o estudo com irmãos gêmeos, uma vez que se baseia em um experimento natural. Gêmeos idênticos ou monozigóticos (MZ) compartilham quase a totalidade de seu DNA. Em contraste, gêmeos dizigóticos (DZ), ou não idênticos, compartilham em média 50% de seu DNA; eles não têm maior similaridade genética do que irmãos não gemelares. Pelo estudo de gêmeos MZ e DZ, podemos calcular a herdabilidade estatística, que quantifica a fração da etiologia do TDAH atribuída à variação de DNA. Vamos usar a expressão "variação de DNA" em vez de "genes", porque muito de nosso DNA não consiste de genes, mas contém instruções para a criação de moléculas especiais que regulam a forma como os genes são expressos.

Há 37 estudos de TDAH com gêmeos (para uma revisão, consultar Faraone e Larsson[4]). Quando considerados em conjunto, os estudos de TDAH com gêmeos indicam uma herdabilidade estimada de 74%. Tal herdabilidade não se diferencia por sexo e é a mesma para os sintomas de desatenção e hiperatividade-impulsividade. Estudos com gêmeos também conseguiram avaliar se o TDAH é mais bem descrito como um transtorno categórico ou como um traço com dimensão contínua em toda a população. Esses trabalhos sugerem que ele é mais bem descrito como uma característica quantitativa que varia desde não existente e leve até moderada e severa. Segundo tal modelo, o diagnóstico de TDAH seria a expressão extrema de um traço presente em todos os indivíduos. E esses dados trazem implicação clínica sobre a forma de se definir o limiar dos casos que são encaminhados para atendimento clínico, o que será discutido mais adiante.

Estudos com gêmeos também têm sido usados para esclarecer como se dá o desenvolvimento e a persistência do transtorno na infância e na vida adulta. A herdabilidade do TDAH clinicamente diagnosticado em adultos é de 72%, percentual similar ao encontrado em crianças.[5] Como discutido por Faraone e

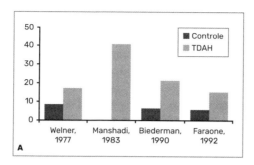
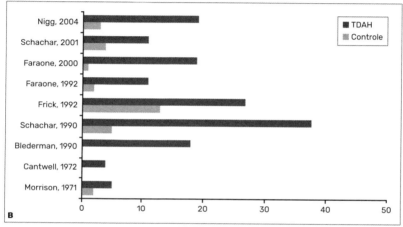
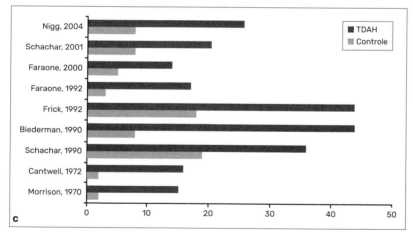

Figura 1.1
(A) Presença de TDAH em irmãos de crianças com o transtorno e de crianças-controle; (B) TDAH em mães de crianças com o transtorno e de crianças-controle; (C) TDAH em pais de crianças com o transtorno e de crianças-controle.

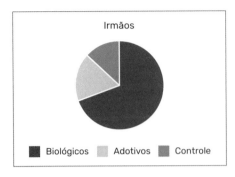 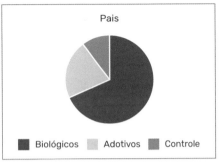

Figura 1.2
Porcentagem de TDAH em irmãos e pais com base em estudos de adoção.
Fonte: Com base em dados apresentados por Sprich e colaboradores.[3]

Larsson,[4] a herdabilidade do TDAH se mantém estável durante a transição da infância para a vida adulta, mas tanto causas genéticas estáveis como dinâmicas afetam a expressão do transtorno desde a juventude até o início da vida adulta. O componente estável envolve fatores de risco genéticos que influenciam a expressão do TDAH durante toda a vida. As causas dinâmicas são fatores genéticos que se "ligam" e "desligam" durante o desenvolvimento. Tais efeitos dinâmicos podem ser responsáveis pela variação da idade de início do TDAH e por sua variabilidade e persistência na vida adulta (para uma revisão da genética do TDAH em adultos, consultar Franke e colaboradores[6]).

Como revisto por Faraone e Larsson,[4] estudos com famílias e gêmeos têm nos ensinado muito sobre a transmissão familiar do TDAH e de comorbidades. Tanto estudos clínicos como epidemiológicos mostram que crianças e adultos com TDAH apresentam maior risco para o desenvolvimento de transtorno da personalidade antissocial, transtornos do espectro autista (TEA), transtornos de ansiedade, transtornos do humor e transtornos por uso de substâncias. Com exceção dos transtornos de ansiedade, as demais condições co-ocorrem com o TDAH em famílias. De fato, estudos de transtornos da infância realizados com gêmeos indicam que metade das comorbidades dessas condições se deve a fatores genéticos. Há também muitos estudos com gêmeos sobre TDAH e TEA. Em conjunto, tais estudos mostram que os dois transtornos compartilham fatores de risco. É extremamente importante que os clínicos compreendam o fato de que o TDAH compartilha fatores de risco com outros transtornos mentais. Os dados de tais pesquisas argumentam contra a ideia de que, quando dois transtornos co-ocorrem, somente o transtorno "primário" deve ser tratado, enquanto o outro deve ser visto como um fenômeno secundário. Sendo assim, a prática corrente sugere que todos os transtornos sejam tratados em sequência, começando pela condição mais grave.[7]

GENÉTICA MOLECULAR

Na década de 1990, estudos em genética molecular do TDAH eram praticamente limitados aos estudos de associação de gene candidato. Esses genes candidatos eram escolhidos com base em teorias etiológicas do TDAH, muitas das quais definidas pela observação de que medicamentos que eram eficientes no tratamento do transtorno modulavam circuitos cerebrais dopaminérgicos e noradrenérgicos. Estudos de associação selecionam um marcador genético que está dentro de um gene ou em uma região próxima a ele e, então, determinam se alguma versão desse marcador é mais comum em pessoas com TDAH do que naquelas sem TDAH. O marcador pode ser um único par de bases de DNA, conhecido como "single nucleotide polymorphism" (SNP), ou uma porção maior de DNA composta por vários SNPs. As variantes de DNA usadas como marcadores geralmente não têm significado funcional. Elas são usadas apenas para se localizar o gene dentro do genoma. Quando uma associação é positiva, podemos concluir que a variante de DNA causal está localizada em algum lugar próximo ao marcador.

Em metanálises com estudos de genes candidatos, Gizer e colaboradores[8] encontraram oito variantes de DNA associadas ao TDAH. Tais variantes apontaram para os genes do transportador de serotonina (*5HTT*), do transportador de dopamina (*DAT1*), do receptor de dopamina D4 (*DRD4*), do receptor de dopamina D5 (*DRD5*), do receptor de serotonina 1B (*HTR1B*) e para o gene codificante da proteína reguladora de vesícula sináptica conhecido como SNAP25. Outra metanálise de estudos feitos com adultos com TDAH associou o transtorno em adultos com a "brain-specific angiogenesis inhibitor 1-associated protein 2" (*BAIAP2*), que regula o crescimento de neurônios.[9] As duas metanálises demonstraram que, embora os resultados tivessem significância estatística, a magnitude da associação era pequena, com razões de chance menores que 1,5.

Considerando-se que o genoma humano contém cerca de 20 mil genes codificadores de proteínas, além de regiões reguladoras da expressão desses genes, os estudos de genes candidatos têm um escopo extremamente limitado. Para lidar com esse problema, foi desenvolvido o estudo de associação genômica ampla (GWAS). O GWAS analisa variantes de DNA em todo o genoma para fornecer informações sobre associações do TDAH a qualquer gene ou elemento regulador. Como isso exige a aplicação de testes estatísticos para milhões de SNPs, são necessárias amostras muito grandes para se obter resultados confiáveis. Para atingir esse objetivo, um consórcio mundial de pesquisadores reuniu-se e coletou uma amostra com 20.183 pessoas com TDAH e 35.191 controles.[10] O estudo descobriu que 12 *loci* no genoma quase que certamente abrigam variantes que aumentavam o risco de TDAH. Um desses *loci* é especialmente interessante, pois implica o gene FOXP2. Já se sabe que variantes desse gene aumentam o risco de déficits de fala e linguagem.

Muitos dos outros *loci* descobertos pelo estudo GWAS do TDAH apontaram genes que são expressos no cérebro e podem, em tese, estar envolvidos no transtorno. No entanto, nenhum deles era do grupo dos genes candidatos estudados nos anos de 1990. Entre eles, apenas o SLC9A9 mostrou uma associação fraca com o TDAH. Tal gene codifica uma proteína que regula a reciclagem de receptores e transportadores da membrana sináptica. Estariam os pesquisadores da década de 1990 errados sobre os genes candidatos propostos? É possível que sim, mas, a partir de GWASs de outros transtornos mentais, sabemos que será necessário utilizar amostras muito grandes (talvez centenas de milhares de indivíduos) para detectar a maioria das variantes de DNA que aumentam o risco de TDAH.

Talvez o achado mais importante do GWAS de TDAH tenha sido o resultado da análise estatística complexa que concluiu que o transtorno deve ser uma condição poligênica. "Poligênico", nesse caso, quer dizer que muitas variantes de DNA (dezenas ou centenas de milhares) podem modificar realmente o risco do transtorno. Quando os poligenes de TDAH foram analisados como um único conjunto de genes, Demontis e colaboradores[10] descobriram que os marcadores SNPs apontaram principalmente para regiões do genoma conhecidas por terem significado biológico, além de elementos reguladores específicos do sistema nervoso central. Cada uma das variantes poligênicas tem um efeito muito pequeno, portanto são necessárias muitas delas para o desenvolvimento do TDAH. Isso significa que todas as pessoas carregam algumas variantes de DNA associadas ao TDAH, mas apenas alguns indivíduos têm um número suficiente de variantes para desenvolver o transtorno. Conforme mencionado na discussão sobre estudos com gêmeos, a herdabilidade do TDAH é de 74%. Os dados do GWAS permitiram o cálculo da herdabilidade devida aos SNPs que compõem a arquitetura poligênica do TDAH, e o resultado foi de 22%. Isso indica que os poligenes respondem por cerca de um terço da herdabilidade do transtorno.

A descoberta do risco poligênico para o TDAH fornece uma ferramenta útil para o estudo da sobreposição genética entre este e outros transtornos. Por exemplo, vários estudos populacionais calcularam os escores de risco genético de TDAH em jovens, e os sintomas do transtorno foram mensurados nesses mesmos indivíduos. Tais estudos mostram que crianças com maior risco genético para o de-

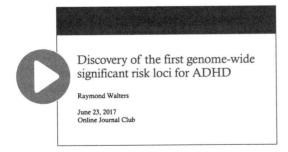

Discovery of the first genome-wide significant risk loci for ADHD

Raymond Walters

June 23, 2017
Online Journal Club

Acesse

https://www.youtube.com/watch?v=sfHDoD01eqc

senvolvimento do TDAH apresentam mais sintomas do transtorno. Esse achado confirma a conclusão de estudos com gêmeos de que a suscetibilidade genética ao TDAH seria um traço de dimensão contínua na população, levando a uma gama de expressão sintomática ampla (para detalhes, consultar Faraone e Larsson[4]).

Além dos sintomas de TDAH, o estudo de Demontis e colaboradores[10] correlacionou o risco poligênico do transtorno com outras 220 psicopatologias e características. Esse trabalho, com outras pesquisas, confirmou resultados de estudos com famílias e com gêmeos, sugerindo que o TDAH compartilha risco genético com o transtorno da conduta, a depressão maior e o transtorno bipolar. Assim, a comorbidade psiquiátrica geral observada em pacientes com o transtorno deve-se, pelo menos em parte, ao compartilhamento dos fatores de risco genéticos que compõem o escore de risco poligênico do TDAH. Além dessas associações já esperadas, o trabalho de Demontis e colaboradores[10] também descobriu que o risco genético para o TDAH se correlacionava com o risco genético para outras características. Correlações positivas foram observadas para obesidade e tabagismo e correlações negativas foram detectadas para anos de educação, conclusão de ensino superior, quociente de inteligência (QI) e bem-estar subjetivo. Essas correlações são consistentes com o que aprendemos em estudos clínicos sobre o TDAH. Além disso, várias correlações novas também surgiram. O risco genético para o transtorno foi positivamente correlacionado com o risco genético para doença arterial coronariana e câncer de pulmão, o que sugere que pessoas com TDAH têm maior risco de desenvolver essas doenças. O escore de risco de TDAH foi positivamente correlacionado com ter uma família grande e ter filhos ainda sendo jovem. Esses achados são consistentes com estudos longitudinais do transtorno. Maiores escores de risco genético para o TDAH também foram preditores de morte do pai e da mãe do respondente em faixas de idade mais baixas. Esse achado pode ser devido ao risco compartilhado entre TDAH, obesidade e outros desfechos médicos.

Até agora, estamos discutindo apenas variantes comuns de DNA, ou seja, aquelas que ocorrem em mais de 1% da população. Nosso pensamento corrente é que a predisposição genética para a maioria dos casos de TDAH é devida a essas muitas variantes comuns que constituem o risco poligênico para o transtorno. À parte disso, pesquisadores descobriram também variantes raras que causam o TDAH ou, então, desencadeiam seus sintomas. As primeiras informações sobre essas variantes raras vieram de estudos com anomalias cromossômicas sindrômicas, como a síndrome velocardiofacial, a síndrome do X frágil, a síndrome de Turner, a esclerose tuberosa, a neurofibromatose, a síndrome de Klinefelter e a síndrome de Williams. Sintomas de TDAH são frequentemente observados em pacientes portadores dessas condições.

Embora o GWAS tenha sido desenvolvido para testar variantes comuns, esse método também pode ser usado para detecção de variações no número de cópias (CNVs) grandes e raras. As CNVs deletam ou duplicam uma grande parte do DNA contendo parte de um único gene ou até vários genes em sua totalidade.

Como muitos deles criam grandes lesões genômicas, eles parecem ter consequências claras para o funcionamento do gene. A maioria dos estudos de CNVs no TDAH encontrou um aumento na carga de variações entre os pacientes com o transtorno em comparação com os controles. Esses dados foram resumidos em Thapar e colaboradores,[11] que relatam que deleções e duplicações são igualmente super-representadas em amostras de TDAH. As CNVs encontradas em estudos de TDAH exibiram alguma sobreposição com as CNVs detectadas em estudos de esquizofrenia e TEA. Thapar e colaboradores[11] demonstraram ainda que as CNVs do TDAH afetavam genes das seguintes vias biológicas: transporte de elétrons na cadeia respiratória, catabolismo de compostos organonitrogenados, atividade de transporte transmembrana, processo catabólico derivativo de carboidratos, atividade dos canais iônicos controlados por ligantes e atividade da metiltransferase.

Outra abordagem para a descoberta de variantes raras usa o sequenciamento completo de genoma ou o sequenciamento completo de exoma. Tais métodos são usados para descoberta de SNPs raros chamados de "rare single nucleotide variants" (SNVs). Como o sequenciamento genético do TDAH está ainda em seu alvorecer, é cedo demais para se tirar conclusões sobre o papel dos SNVs nesse transtorno (para uma revisão recente do assunto, consultar Faraone e Larsson[4]).

SUMÁRIO: CAUSAS GENÉTICAS DO TDAH

Não há dúvidas de que pessoas com TDAH carregam variantes de DNA que, por meio de mecanismos desconhecidos, causam desatenção, hiperatividade e impulsividade. A maioria dessas variantes é bastante comum, de forma que todos carregam algum risco genético para o transtorno. Isso cria uma arquitetura poligênica e dá suporte para a ideia de que o risco para o TDAH e sua expressão em sintomas se comporta como uma variável de dimensão contínua na população. Para os clínicos, isso significa que a população que vem à procura de atendimento com sintomas subliminares pode ser portadora de risco biológico para o desenvolvimento de TDAH mesmo quando não preenche todos os critérios diagnósticos para o transtorno.

CAUSAS AMBIENTAIS DO TDAH

EVIDÊNCIA EPIDEMIOLÓGICA PARA CAUSAS AMBIENTAIS DO TDAH

Quando investigam causas, os estudos de variantes de DNA ligadas ao risco apresentam uma clara vantagem sobre os estudos ambientais. Nosso genoma existe antes mesmo de nosso nascimento. Então, quando cientistas descobrem uma associação entre uma variante de DNA e o TDAH, fica claro que ter o transtorno não "causa" determinada variação de DNA, mas sim que carregar a variação de DNA logicamente aumenta o risco de ter o transtorno. Estudos ambientais fornecem respostas menos evidentes. Por exemplo, se um estudo aponta que a pobreza está associada ao TDAH, isso implica que a desnutrição, o estresse e outros concomitantes da pobreza podem aumentar o risco para o transtorno. Mas também é possível que ser portador do transtorno resulte em níveis de educação mais baixos, pior desempenho profissional e, assim, aumente a probabilidade de pais com alto risco genético para o TDAH viverem na pobreza. Dessa forma, é necessário considerar o potencial de uma "causalidade reversa" durante a avaliação de fatores ambientais de risco para averiguar se essa foi considerada nos estudos relevantes. Dito isso, deve-se ter em mente que, quando um gêmeo idêntico tem TDAH, o risco para seu irmão é de apenas 50%. Logo, fatores ambientais devem contribuir para a etiologia do transtorno.

Alguns riscos ambientais se devem a exposição a toxinas, privação nutricional ou traumas. Muitos estudos têm examinado os efeitos do ferro e do zinco sobre o TDAH, pois ambos são elementos essenciais para a produção de norepinefrina e dopamina no cérebro. Em uma metanálise, Scassellati e colaboradores[12] demonstraram que a deficiência de ferro estava associada ao TDAH. Eles também descobriram que o transtorno estava associado a baixos níveis de zinco no sangue. Entre as muitas toxinas estudadas em pacientes com TDAH, a evidência mais forte encontrada implica contaminação por chumbo. Em sua metanálise, Scassellati e colaboradores[12] encontraram que, quando comparados aos controles, os pacientes com TDAH apresentavam maior chance de terem sido expostos ao chumbo.

Muitos estudos têm testado a ideia de que complicações na gravidez e no parto (CGPs) poderiam causar TDAH ao produzir prejuízos no cérebro em estágios muito iniciais de seu desenvolvimento. Embora a literatura apresente resultados conflitantes, ela tende a dar suporte para a ideia de que CGPs são fatores de risco para TDAH. Quando CGPs são ligados ao transtorno, eles envolvem tipicamente eventos relacionados à privação de oxigênio e tendem a implicar exposições fetais *crônicas*, e não apenas *eventos agudos*. A prematuridade e o baixo peso ao nascer são os CGPs mais estudados. Uma recente metanálise da literatura sobre a associação entre bebês muito prematuros e/ou com muito baixo peso ao nascer e o TDAH mostrou um aumento de risco da ordem de três vezes para essas crianças desenvolverem o transtorno no futuro.[13] Entretanto, é importante notar que a prematuridade e o baixo peso ao nascer também são fatores de risco para outros transtornos mentais. De qualquer forma, os médicos devem ficar atentos a sinais de TDAH durante a avaliação de crianças muito prematuras ou de muito baixo peso ao nascimento.

O tabagismo materno durante a gravidez tem sido amplamente estudado como um fator de risco para o TDAH. Já está bem-documentado que fumar durante a gravidez coloca o feto em risco de complicações no nascimento, incluindo baixo peso ao nascer, que está associado ao TDAH. Outrossim, o tabagismo materno coloca o feto em risco de hipoxia, que também está associada ao transtorno. Embora a metanálise de Langley e colaboradores[14] tenha concluído que filhos de mães que fumaram durante a gravidez têm um risco para TDAH aumentado em 2,4 vezes, esta ainda é uma área que gera debates, pois o TDAH e seu risco poligênico são sabidamente associados ao hábito do tabagismo. Dessa forma, mães com TDAH podem fumar mais do que mães sem o transtorno, e, então, esse risco estaria associado a fatores genéticos ligados ao transtorno e não ao tabagismo. Aqueles que são a favor da hipótese do tabagismo materno apontam que ele é um fator de risco plausível, pois a nicotina regula a atividade do transportador de dopamina, que é o sítio de ação dos medicamentos estimulantes usados no tratamento do TDAH.

Pessoas que sofreram lesões cerebrais traumáticas leves (LCTLs) estão em risco de desenvolver TDAH. Essa foi a conclusão de uma metanálise que mostrou que LCTLs estão associadas ao TDAH.[15] Outro risco bem-documentado é a privação institucional severa na primeira infância. Sabemos disso por meio de estudos realizados com crianças que passaram os primeiros anos de vida em orfanatos romenos que ofereciam nutrição pobre e praticamente nenhum contato humano. Muitas dessas crianças desenvolveram o transtorno mais tarde em suas vidas.[16]

Os fatores de risco ambiental confirmados por metanálises incluem:

- nascimento pré-termo[17]
- exposição pré-natal ao tabagismo materno[18]
- exposicão pré-natal ao metilmercúrio pelo consumo materno de peixes[19]
- exposição ao chumbo[20]
- deficiência perinatal de vitamina D[21]

Por meio de metanálises podemos também excluir alguns fatores ambientais como promotores de risco para o TDAH. Eles incluem o consumo de açúcar,[22] o metilmercúrio presente em vacinas,[19] a insuficiência materna de hormônio tireoidiano,[23] restrição de sono,[24] parto por cesariana[25] e intensidade solar.[26]

Com facilidade, é possível observar que exposição a tóxicos, CGPs, LCTLs e privações institucionais podem afetar o desenvolvimento cerebral e aumentar o risco de TDAH. Contudo, estudos têm mostrado que, além dessas adversidades biológicas, experiências psicossociais estressantes também são fatores de risco para o transtorno. Os exemplos de estressores psicossociais que afetam crianças são: relacionamento conflituoso dos pais, disfunções familiares e baixa classe social. Em um estudo populacional conduzido em Ontário, no Canadá, a baixa renda e a disfunção familiar se mostraram preditoras de início e de persistência de um ou mais transtornos mentais durante um período de acompanhamento de quatro anos. Outros fatores potenciais de risco de TDAH são o baixo nível educacional da mãe, o baixo nível social e a monoparentalidade. Vários estudos mostram que mães de crianças com TDAH têm padrões de comunicação mais negativos, entram mais em conflito com os filhos e se mostram mais enraivecidas do que as mães do grupo-controle, e que famílias de crianças com TDAH têm maiores chances de apresentar níveis mais altos de conflitos crônicos, menor coesão familiar e exposição a psicopatologias maternas ou paternas. Porém, a maior parte dos fatores ambientais pode funcionar mais como gatilho inespecífico para problemas de saúde mental em geral do que como fatores de risco específicos para o TDAH. Uma analogia médica possível seria o estresse, que pode atuar como desencadeante de gastrite em indivíduos com predisposição genética para essa doença e, ao mesmo tempo, funcionar como um gatilho para asma naqueles com vulnerabilidade para tal condição.

MECANISMOS PARA AS CAUSAS AMBIENTAIS DO TDAH

Embora tenhamos discutido fatores de risco genéticos e ambientais separadamente, para entendermos completamente a etiologia do TDAH, precisamos levar em consideração como os genes e o ambiente atuam em conjunto para causar o transtorno. Dois mecanismos que têm clara importância teórica são a interação gene-ambiente e a epigenética.

A interação gene-ambiente ocorre quando os genes mutantes somente causam doenças na presença de sinais específicos do ambiente. As variantes de DNA que elevam o risco de TDAH não atuam no vácuo; elas encontram-se em células nas quais produzem proteínas em resposta a sinais celulares, e o ambiente pode ser o gerador desses sinais. Por exemplo, anoxia fetal gera estresse oxidativo que, por sua vez, pode desencadear uma cascata de eventos que leva ao desenvolvimento cerebral anormal.

Ainda que existam muitos estudos de interação gene-ambiente, nenhum deles tem sido consistentemente replicado para justificar sua discussão aqui. Um achado-chave vem do estudo GWAS de TDAH citado anteriormente. Nesse estudo, reportamos que apenas 30% da herdabilidade do TDAH poderiam ser explicados pela arquitetura poligênica do transtorno. Parte dos 70% restantes ocorre por conta de variantes raras, mas é provável que uma boa fração da herdabilidade

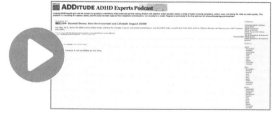

Acesse

http://additudemag.libsyn.com/188-beyond-genes-how-environment-and-lifestyle-impact-adhd aconteça por interação entre gene e ambiente. Infelizmente, esse é um tópico de difícil estudo, já que há muitos fatores de risco ambientais relevantes a serem investigados.

Já a epigenética se refere ao campo de estudo que examina a forma como o ambiente modifica o genoma e a expressão genética. Modificações epigenéticas não alteram a estrutura química do DNA. Em vez disso, elas usam mecanismos como metilação de DNA e acetilação de histonas para mudar o quão acessível é o DNA aos elementos necessários para ativar sua expressão. Embora todas as células contenham o DNA de todo o genoma do indivíduo, cada célula expressa apenas uma pequena parte desde DNA, motivo pelo qual temos células especializadas, como os neurônios dopaminérgicos e a glia. Por meio do controle da expressão gênica, eventos epigenéticos permitem que esse tipo de especialização ocorra. A importância de tais mecanismos para o TDAH é mostrada pelos resultados do estudo GWAS, que dizem que muito da herdabilidade do transtorno é explicado pelos SNPs presentes em regiões de regulação gênica e não nos genes propriamente ditos. Embora ainda haja poucos estudos epigenéticos do TDAH para se tirar conclusões sólidas, essa área de pesquisa provavelmente trará novos esclarecimentos no futuro.[27]

SUMÁRIO: CAUSAS AMBIENTAIS DO TDAH

Dados substanciais provenientes de estudos epidemiológicos implicam o ambiente na etiologia do TDAH na forma de insultos biológicos ao cérebro em desenvolvimento, como exposição a toxinas, tabagismo materno, complicações anóxicas no parto, LCTL e privação institucional. Estressores psicossociais como relacionamento conflituoso dos pais, disfunção familiar e baixo nível social também são causas apontadas pelos estudos epidemiológicos. Embora a expectativa seja de que interações gene-ambiente e efeitos epigenéticos façam mediação dos riscos ambientais, essas áreas de pesquisa não se encontram suficientemente maduras para oferecer resultados conclusivos sobre a etiologia do TDAH.

DISCUSSÃO

Embora tenhamos uma longa jornada pela frente antes de compreender totalmente a etiologia do TDAH, muito progresso já foi feito. Podemos ter certeza de que alguns riscos para o desenvolvimento desse transtorno são herdados e que, para a maioria dos casos, muitas variantes de risco do DNA são necessárias antes que o transtorno se torne aparente. Tais variantes de risco combinam e interagem com fatores ambientais para criar a fisiopatologia do TDAH. Nas próximas décadas, cientistas irão descobrir fatores de risco genético e ambiental comuns e raros. Esse processo engendrará novas descobertas que irão melhorar o tratamento e, talvez, permitir medidas de prevenção.

É necessário humildade quando percebemos que nenhuma das variantes de genoma significativas descobertas por GWAS foi predita pelos modelos de fisiopatologia do TDAH. Os *loci* descobertos desafiam a ideia de que a etiologia do transtorno é explicada por eventos que desregulam a transmissão catecolaminérgica de forma proximal. Como é sugerido por Hess e colaboradores,[28] tal desregulação pode ser secundária à etiologia primária do TDAH. Nesse modelo, eventos etiológicos que afetam o desenvolvimento inicial levam a modificações cerebrais secundárias, as quais desregulam os sistemas catecolaminérgicos e causam os sintomas do TDAH.

Um dos achados mais importantes de estudos genéticos, tanto epidemiológicos como moleculares, é a conclusão de que o TDAH é o extremo de um traço contínuo presente em toda a população. Esse achado sugere que o transtorno é análogo à hipertensão e que as abordagens diagnósticas deveriam considerar uma dimensão contínua desse "traço de TDAH", bem como limiares diagnósticos para a definição das manifestações clinicamente significativas de tal traço. Descrever esse contínuo em sistemas diagnósticos futuros pode ajudar os clínicos a diagnosticar e tratar pacientes que estão abaixo do limiar diagnóstico atual. Uma comparação pode ser feita com a deficiência intelectual (DI): a maioria das formas de DI se encontra ao longo da distribuição normal de inteligência, sendo categoricamente diferentes em casos raros.[29] Uma visão dimensional do TDAH mudará a questão "o TDAH é subdiagnosticado ou sobrediagnosticado?" para "onde devemos definir o limiar diagnóstico do TDAH". Como o TDAH subliminar pode ser associado com uma morbidade substancial,[2,30-33] torna-se útil definir um intervalo diagnóstico para indicar o "TDAH limítrofe", da mesma forma que é feito no caso da hipertensão.

Faraone e colaboradores[34] descreveram dois modelos concorrentes para a etiologia do TDAH: heterogeneidade etiológica e causalidade multifatorial. Muitas pesquisas mostram que o TDAH é um transtorno clinicamente heterogêneo no que se refere a natureza e intensidade do sintomas, extensão da comorbidade psiquiátrica, grau de incapacitação, presença de prejuízos neuropsicológicos e curso e desfecho da psicopatologia. A hipótese da heterogeneidade etiológica propõe que a heterogeneidade clínica espelha a heterogeneidade dos eventos que causam o transtorno. Ela prediz que o TDAH pode ser separado em duas ou mais classes com diferentes etiologias genéticas e/ou ambientais.

Em contraste com o modelo da heterogeneidade etiológica, o modelo multifatorial propõe que todos os casos surgem de um único conjunto de variáveis genéticas e ambientais – cada uma com pequeno efeito – que se combinam para produzir a vulnerabilidade ao TDAH. Conforme a vulnerabilidade acumulada aumenta, a expressão dos sintomas e limitações causadas pelo TDAH se torna mais provável.

Em níveis mais baixos de vulnerabilidade, outras condições correlatas podem ser expressas (p. ex., comprometimento neuropsicológico, dificuldades de aprendizagem, desregulação emocional). O modelo multifatorial propõe que nenhum fator em particular é necessário para a ocorrência do TDAH. Embora, segundo o modelo multifatorial, todos os casos do transtorno surjam de um mesmo conjunto de fatores de risco, o conjunto de fatores impactando pacientes específicos pode ser bastante diferente. Por exemplo, se existissem 100 fatores de risco para o TDAH e 50 fatores fossem necessários para se desenvolver o transtorno, então dois pacientes poderiam ter conjuntos de fatores completamente diferentes um do outro causando o TDAH de cada um.

Considerando que o TDAH se mostrou um transtorno poligênico e que muitos fatores de risco ambientais têm sido descobertos, o modelo multifatorial evidencia maior consistência com dados do que o modelo da heterogeneidade etiológica. À parte casos raros causados por anomalias cromossômicas marcantes, CNVs ou SNVs, não esperamos que o TDAH seja facilmente subdividido em entidades etiológicas separadas. A Figura 1.3 fornece uma visão esquemática de como os genes e o ambiente combinados produzem o TDAH persistente, o TDAH remitente e as forma sublimiares do transtorno. É provável que essa visão do transtorno seja um bom guia para sua verdadeira etiologia, entendendo-se que trabalhos futuros irão esclarecer o número de casos devidos a variantes raras e o grau em que cada interação gene-ambiente é responsável pela etiologia do transtorno.

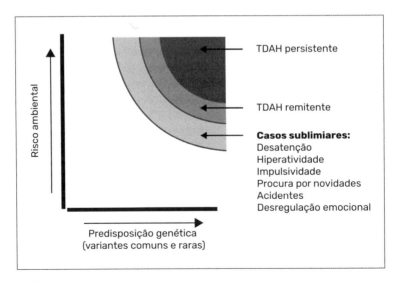

Figura 1.3
Modelo de etiologia de TDAH.

Conflitos de interesse

No ano passado, o doutor Faraone recebeu financiamento, rendimentos potenciais, suporte para educação continuada, custeio de viagem e/ou apoio para pesquisa da Otsuka, Arbor, Ironshore, Shire, Akili Interactive Labs, CogCubed, Alcobra, VAYA, Ironshore, Sunovion, Supernus e Genomind. Com sua instituição, ele possui a patente US20130217707 A1 para o uso de inibidores de troca de hidrogênio e sódio no tratamento do transtorno de déficit de atenção/hiperatividade (TDAH).

No ano passado, o doutor de la Peña recebeu financiamento, custeio de viagem, apoio à educação continuada e/ou apoio de pesquisa da Shire, Springer Edit. e do Conselho Nacional de Ciência e Tecnologia do México.

No ano passado, o doutor Lino Palacios Cruz foi palestrante da Novartis e da Shire, participou de um conselho consultivo da Novartis e recebeu financiamento, custeio de viagem e apoio à educação continuada da Shire.

Agradecimentos

O doutor Faraone é apoiado pelo European Union's Seventh Framework Programme para pesquisa, desenvolvimento tecnológico e demonstração, sob o acordo 602805; a European Union's Horizon 2020, programa de pesquisa e inovação, sob os acordos 667302 & 728018 e subvenções do NIMH 5R01MH101519 e U01 MH109536-01.

REFERÊNCIAS

1. Manshadi M, Lippmann S, O'Daniel RG, Blackman A. Alcohol abuse and attention deficit disorder. J Clin Psychiatry. 1983;44(10):379-80.

2. Faraone SV, Kunwar A, Adamson J, Biederman J. Personality traits among ADHD adults: implications of late-onset and subthreshold diagnoses. Psychol Med. 2009;39(4):685-93.

3. Sprich S, Biederman J, Crawford MH, Mundy E, Faraone SV. Adoptive and biological families of children and adolescents with ADHD. J Am Acad Child Adolesc Psychiatry. 2000;39(11):1432-7.

4. Faraone SV, Larsson H. Genetics of attention deficit hyperactivity disorder. Mol Psychiatry. 2018. [Epub ahead of print].

5. Larsson H, Chang Z, D'Onofrio BM, Lichtenstein P. The heritability of clinically diagnosed attention deficit hyperactivity disorder across the lifespan. Psychol Med. 2014;44(10):2223-9.

6. Franke B, Faraone SV, Asherson P, Buitelaar J, Bau CH, Ramos-Quiroga JA, et al. The genetics of attention deficit/hyperactivity disorder in adults, a review. Mol Psychiatry. 2012;17(10):960-87.

7. Faraone SV, Asherson P, Banaschewski T, Biederman J, Buitelaar JK, Ramos-Quiroga JA, et al. Attention-deficit/hyperactivity disorder. Nat Rev Dis Primers. 2015;1:15020.

8. Gizer IR, Ficks C, Waldman ID. Candidate gene studies of ADHD: a meta-analytic review. Hum Genet. 2009;126(1):51-90.

9. Bonvicini C, Faraone SV, Scassellati C. Attention-deficit hyperactivity disorder in adults: A systematic review and meta-analysis of genetic, pharmacogenetic and biochemical studies. Mol Psychiatry. 2016;21(11):1643.

10. Demontis D, Walters RK, Martin J, Mattheisen M, Als TD, Agerbo E, et al. Discovery of the first genome-wide significant risk loci for ADHD. BioRxiv. 2017. [Epub ahead of print].

11. Thapar A, Martin J, Mick E, Arias Vásquez A, Langley K, Scherer SW, et al. Psychiatric gene discoveries shape evidence on ADHD's biology. Mol Psychiatry. 2016;21(9):1202-7.

12. Scassellati C, Bonvicini C, Faraone SV, Gennarelli M. Biomarkers and attention-deficit/hyperactivity disorder: a systematic review and meta-analyses. J Am Acad Child Adolesc Psychiatry. 2012;51(10):1003-1019.e20.

13. Franz AP, Bolat GU, Bolat H, Matijasevich A, Santos IS, Silveira RC, et al. Attention-deficit/hyperactivity disorder and very preterm/very low birth weight: a meta-analysis. Pediatrics. 2018;141(1). pii: e20171645.

14. Langley K, Rice F, van den Bree MB, Thapar A. Maternal smoking during pregnancy as an environmental risk factor for attention deficit hyperactivity disorder behaviour. A review. Minerva Pediatr. 2005;57(6):359-71.

15. Adeyemo BO, Biederman J, Zafonte R, Kagan E, Spencer TJ, Uchida M, et al. Mild traumatic brain injury and ADHD: a systematic review of the literature and meta-analysis. J Atten Disord. 2014;18(7):576-84.

16. Stevens SE, Kumsta R, Kreppner JM, Brookes KJ, Rutter M, Sonuga-Barke EJ. Dopamine transporter gene polymorphism moderates the effects of severe deprivation on ADHD symptoms: developmental continuities in gene-environment interplay. Am J Med Genet B Neuropsychiatr Genet. 2009;150B(6):753-61.

17. Bhutta AT, Cleves MA, Casey PH, Cradock MM, Anand KJ. Cognitive and behavioral outcomes of school-aged children who were born preterm: a meta-analysis. JAMA. 2002;288(6):728-37.

18. Dong T, Hu W, Zhou X, Lin H, Lan L, Hang B, et al. Prenatal exposure to maternal smoking during pregnancy and attention-deficit/hyperactivity disorder in offspring: a meta-analysis. Reprod Toxicol. 2018;76:63-70.

19. Yoshimasu K, Kiyohara C, Takemura S, Nakai K. A meta-analysis of the evidence on the impact of prenatal and early infancy exposures to mercury on autism and attention deficit/hyperactivity disorder in the childhood. Neurotoxicology. 2014;44:121-31.

20. Goodlad JK, Marcus DK, Fulton JJ. Lead and attention-deficit/hyperactivity disorder (ADHD) symptoms: a meta-analysis. Clin Psychol Rev. 2013;33(3):417-25.

21. Khoshbakht Y, Bidaki R, Salehi-Abargouei A. Vitamin D status and attention deficit hyperactivity disorder: a systematic review and meta-analysis of observational studies. Adv Nutr. 2018;9(1):9-20.

22. Wolraich ML, Wilson DB, White JW. The effect of sugar on behavior or cognition in children. A meta-analysis. JAMA. 1995;274(20):1617-21.

23. Thompson W, Russell G, Baragwanath G, Matthews J, Vaidya B, Thompson-Coon J. Maternal thyroid hormone insufficiency during pregnancy and risk of neurodevelopmental disorders in offspring: A systematic review and meta-analysis. Clin Endocrinol (Oxf). 2018;88(4):575-584.

24. Lundahl A, Kidwell KM, Van Dyk TR, Nelson TD. A meta-analysis of the effect of experimental sleep restriction on youth's attention and hyperactivity. Dev Neuropsychol. 2015;40(3):104-21.

25. Curran EA, O'Neill SM, Cryan JF, Kenny LC, Dinan TG, Khashan AS, et al. Research review: birth by caesarean section and development of autism spectrum disorder and attention-deficit/hyperactivity disorder: a systematic review and meta-analysis. J Child Psychol Psychiatry. 2015;56(5):500-8.

26. Hoffmann MS, Polanczyk GV, Kieling C, Dos Santos IP, Willcutt EG, Rohde LA, et al. Attention-deficit/hyperactivity disorder and solar irradiance: a cloudy perspective. Biol Psychiatry. 2014;76(8):e19-20.

27. Mill J, Petronis A. Pre- and peri-natal environmental risks for attention-deficit hyperactivity disorder (ADHD): the potential role of epigenetic processes in mediating susceptibility. J Child Psychol Psychiatry. 2008;49(10):1020-30.

28. Hess JL, Akutagava-Martins GC, Patak JD, Glatt SJ, Faraone SV. Why is there selective subcortical vulnerability in ADHD? Clues from postmortem brain gene expression data. Mol Psychiatry. 2018;23(8):1787-1793.

29. Faraone SV, Ghirardi L, Kuja-Halkola R, Lichtenstein P, Larsson H. The familial co-aggregation of attention-deficit/hyperactivity disorder and intellectual disability: a register-based family study. J Am Acad Child Adolesc Psychiatry. 2017;56(2):167-174.e1.

30. Lecendreux M, Konofal E, Cortese S, Faraone SV. A 4-year follow-up of attention-deficit/hyperactivity disorder in a population sample. J Clin Psychiatry. 2015;76(6):712-719.

31. Faraone SV, Biederman J, Doyle A, Murray K, Petty C, Adamson JJ, et al. Neuropsychological studies of late onset and subthreshold diagnoses of adult attention-deficit/hyperactivity disorder. Biol Psychiatry. 2006;60(10):1081-7.

32. Faraone SV, Biederman J, Spencer T, Mick E, Murray K, Petty C, et al. Diagnosing adult attention deficit hyperactivity disorder: are late onset and subthreshold diagnoses valid? Am J Psychiatry. 2006;163(10):1720-9; quiz 1859.

33. Faraone SV, Wilens TE, Petty C, Antshel K, Spencer T, Biederman J. Substance use among ADHD adults: implications of late onset and subthreshold diagnoses. Am J Addict. 2007;16 Suppl 1:24-32; quiz 33-4.

34. Faraone SV, Biederman J. Neurobiology of attention deficit hyperactivity disorder. In: Charney DS, Nestler EJ, editors. Neurobiology of mental illness. 2nd ed. New York: Oxford University Press; 2004.

COMPREENDENDO OS FUNDAMENTOS DA NEUROBIOLOGIA DO **TDAH**

2

Jan K. **Buitelaar**
Dennis **van der Meer**
Jennifer **Richards**

O transtorno de déficit de atenção/hiperatividade (TDAH) é um transtorno comum do neurodesenvolvimento que geralmente se manifesta na infância, na maioria das vezes entre os 6 e os 12 anos. Apesar de milhares de artigos científicos sobre o TDAH estarem sendo publicados a cada ano, nossa compreensão de sua neurobiologia ainda é limitada. Está claro, no entanto, que o TDAH é caracterizado por uma heterogeneidade substancial em muitos, se não todos, os níveis de análise. Este capítulo revisa essa heterogeneidade com relação aos mecanismos neurobiológicos que sustentam o TDAH, começando com bioquímica e metabolismo, e continuando com cognição até alterações funcionais e estruturais do cérebro.

NEUROQUÍMICA E METABOLISMO

O conhecimento sobre a neuroquímica do TDAH até agora dependeu, em grande parte, da serendipidade e dos achados coincidentes, por exemplo, encontrados em estudos de uso de medicamentos e trabalhos com modelos animais. Evidências adicionais para o envolvimento de vias básicas vêm da genética, assim como dos primeiros estudos de metabólitos biomarcadores. Como exemplo, pode-se citar que uma metanálise abrangente de potenciais biomarcadores encontrou várias medidas, especificamente de norepinefrina (NE), monoaminoxidase (MAO), 3-metoxi-4-hidroxifeniletilenoglicol (MHPG), zinco, ferritina e cortisol, alteradas de modo significativo no sangue e na urina de pacientes com TDAH em uso ou não de medicamento em comparação a indivíduos sem o transtorno.[1] Alguns dos metabólitos também foram associados à gravidade dos sintomas de TDAH e/ou à resposta ao medicamento.

O achado acidental de que o metilfenidato (MPH) trata os sintomas do TDAH levou a pesquisas sobre o papel da neurotransmissão dopaminérgica na fisiopatologia do transtorno. Essas pesquisas foram logo ampliadas para incluir as vias de neurotransmissão noradrenérgica, uma vez que a ação inibitória de recaptação de MPH e outros psicoestimulantes não é seletiva para o receptor do transportador de dopamina, mas afeta a função do transportador de NE. Mais tarde, foi determinado também o envolvimento da neurotransmissão serotonérgica. Posteriormente, iremos revisar o envolvimento de outros sistemas de neurotransmissão no TDAH.

DOPAMINA

O neurotransmissor dopamina está envolvido na regulação da atividade motora e das funções límbicas, mas também desempenha um papel na atenção e na cognição, sobretudo no funcionamento executivo[2] e no sistema de recompensas.[3] Trata-se de um contribuinte-chave para a adaptação comportamental e para os processos antecipatórios necessários para preparar a ação voluntária seguindo a intenção.[4] Somado ao fato de que a função da dopamina se encaixa bem com os sinais e sintomas observados em pessoas com TDAH, a disfunção do circuito dopaminérgico foi implicada no transtorno com base em diferentes evidências.[5] As células produtoras de dopamina estão localizadas na substância negra da *pars compacta* do mesencéfalo e na área tegmentar ventral. A partir daí, três vias de projeção podem ser distinguidas: a via nigrostriatal, que se origina da substância negra e se projeta para o estriado dorsal (núcleo caudado e putame); a via mesolímbica, que se projeta do tegmento ventral para as estruturas do sistema límbico, em particular o estriado ventral (*nucleus accumbens*), o hipocampo e a amígdala; e a via mesocortical também originada na área tegmentar ventral, que se projeta para o córtex cerebral, especialmente as áreas pré-frontais mediais.[6]

Como já citado, o transportador de dopamina – que é a molécula mais importante na regulação da sinalização da dopamina na maioria das áreas do cérebro – é o principal alvo de estimulantes como o MPH, e também da dexanfetamina, os medicamentos mais usados para o tratamento dos sintomas do TDAH. Esses agentes bloqueiam o transportador de dopamina e produzem um aumento na concentração da substância, particularmente na parte dos gânglios da base que tem mais expressão do transportador, o estriado.[7] Esse efeito é resultante do bloqueio da molécula transportadora, no caso de MPH, e tanto do bloqueio do transportador quanto da estimulação da liberação de dopamina/bloqueio da degradação por meio da MAO, no caso da dexanfetamina.[8] A proteína transportadora de dopamina (DAT) e seu gene (*DAT1*, nome oficial *SLC6A3*) receberam, portanto, maior atenção na pesquisa de mecanismos subjacentes ao TDAH. Em modelos animais, a inativação do gene *DAT1* produz tônus dopaminérgico e hiperatividade elevados no camundongo;[9] o que também é observado após o *knock-down* do transportador de dopamina na mosca-da-fruta *Drosophila melanogaster*.[10] Implicar o sistema dopaminérgico no comportamento semelhante ao TDAH é também possível em ratos com deficiência de 6-hidroxidopamina.[11] Estudos de neuroimagem usando tomografia por emissão de pósitrons (PET) que avaliaram o transportador de dopamina em humanos sugerem a presença de maior atividade de transportadores de dopamina em pessoas com TDAH do que em indivíduos sem o transtorno,[12] e evidências de sinalização deprimida de dopamina também foram concluídas de alterações em receptores de dopamina vistos em PET. Evidência para distúrbios na sinalização da dopamina também tem sido sugerida pelos achados de estudos genéticos. Aqui, novamente o transportador de dopamina e, em particular, um polimorfismo genético na região 3'-reguladora do gene *DAT1* têm sido tópicos na maioria dos estudos. Metanálises mostraram associações significativas dessa variação genética, embora diferentes versões do gene tenham sido encontradas associadas ao transtorno em crianças e adultos. Além disso, uma análise de variantes genéticas em um grupo maior de genes envolvidos no TDAH sugeriu associação desse conjunto de genes com a gravidade dos sintomas em crianças com o transtorno.[13]

NOREPINEFRINA

A sinalização da norepinefrina está intimamente ligada ao sistema dopaminérgico pelo fato de que ela é um produto a jusante do metabolismo da dopamina. A neurotransmissão noradrenérgica regula importantes funções cognitivas superiores, como memória de trabalho e controle inibitório, principalmente por meio de projeções originadas no *locus ceruleus* e inervando diversas áreas do córtex, do tálamo e do cerebelo.[5] Considera-se especialmente importante para a compreensão do TDAH a inervação do córtex pré-frontal (CPF) por norepinefrina. A sinalização da norepinefrina e a da dopamina estão intimamente ligadas no CPF, ou seja, influenciam-se de forma mútua na otimização do desempenho do CPF em tarefas cognitivas.[14] O conhecimento sobre o papel da norepinefrina no TDAH decorre sobretudo do fato de o MPH e a dexanfetamina inibirem o transportador de norepinefrina (NET).[14] Além disso, a atomoxetina, um inibidor seletivo do NET, é eficaz no tratamento dos sintomas cardinais do TDAH e de algumas de suas comorbidades, assim como vários outros medicamentos com propriedades noradrenérgicas, como a guanfacina e a clonidina.[5] Enquanto há evidências claras de que alterar a sinalização da norepinefrina pode melhorar os sintomas do TDAH, ainda há poucas evidências disponíveis para relacioná-la à neurobiologia do transtorno. Isso pode dever-se principalmente à concentração de pesquisas nas vias dopaminérgicas e à grande sobreposição entre a síntese e a função da dopamina e da norepinefrina. Nenhum modelo animal baseado em genes envolvidos diretamente na sinalização da norepinefrina no TDAH foi descrito, mas muitos modelos implicam circuitos de neurotransmissão tanto da dopamina quanto da norepinefrina.[15] Estudos com PET para avaliação de transportadores noradrenérgicos, até o momento, têm sido inconclusivos.[16] Estudos genéticos de números de receptores e transportadores de norepinefrina não produziram evidências convincentes do envolvimento desses genes.[17]

SEROTONINA

A serotonina está envolvida na regulação do humor e da emoção e também desempenha um papel importante na inibição, um dos déficits cognitivos executivos observados no TDAH.[18] Os neurônios dos núcleos da rafe na linha média do tronco cerebral são a principal fonte de serotonina no cérebro. Os axônios de neurônios nos núcleos superiores da rafe espalham-se por todo o cérebro, com longas projeções, por exemplo para o CPF, enquanto os axônios originados nos núcleos inferiores da rafe se projetam para o cerebelo e a medula espinal. Sabe-se que a sinalização da serotonina afeta a regulação de outros neurotransmissores, incluindo a dopamina, o que pode ocorrer devido a vários mecanismos. A neurotransmissão pela serotonina foi inicialmente implicada no TDAH com base nos efeitos calmantes paradoxais do metilfenidato observados em um modelo de camundongo sem o transportador de dopamina (DAT). Demonstrou-se que o fármaco atua bloqueando o transportador de serotonina na ausência do DAT nesse modelo. Além disso, outros modelos animais com sinalização de serotonina alterada apresentam sintomas semelhantes aos de TDAH, como desatenção e hiperatividade.[18] Em humanos, estudos relataram níveis reduzidos de serotonina periférica em pacientes com TDAH, mas houve estudos que não encontraram tais efeitos.[18] No entanto, o papel exato da serotonina no TDAH ainda tem que ser definido em humanos. A neurotransmissão da serotonina pode modular a gravidade dos sintomas de TDAH em vez de estar relacionada ao desenvolvimento do transtorno.[13] Outras teorias sugerem que pode ser uma comorbidade, especialmente transtorno da conduta, transtorno obsessivo-compulsivo (TOC) e transtornos do humor (depressão maior e/ou ansiedade), que é influenciada pela serotonina, em vez dos sintomas centrais do TDAH.[18] Estudos genéticos sobre a contribuição do sistema serotonérgico para o TDAH não foram totalmente convincentes no que diz respeito ao envolvimento da serotonina no transtorno. Entretanto, o gene do receptor de serotonina HTR1B e o gene que codifica o transportador de serotonina (SLC6A4, 5-HTT, SERT) foram implicados no transtorno em uma metanálise.[19] As interações entre genes e ambiente podem explicar algumas das inconsistências observadas entre os estudos. Por exemplo, o efeito do estresse nos sintomas de TDAH parece influenciado pela variação no gene transportador de serotonina.[20] Uma análise recente de um conjunto de genes relacionado à neurotransmissão serotonérgica sugere que a variação nos genes serotonérgicos pode estar associada à gravidade da doença.[13] Depleção de triptofano, o que causa redução na síntese cerebral de serotonina, foi associada ao aumento de agressividade, desatenção e impulsividade.[18] Um estudo-piloto retrospectivo sobre a administração de precursores de serotonina e dopamina levou a resultados promissores em 85 crianças e adolescentes com TDAH. No entanto, apesar das evidências de um envolvimento serotonérgico no TDAH, os achados de ensaios clínicos com inibidores da recaptação de serotonina e norepinefrina (IRSNs), como a venlaflaxina e a duloxetina, em adultos com TDAH são controversos (para revisão, ver Banerjee e Nandagopal[18]).

GLUTAMATO

O glutamato é o neurotransmissor excitatório mais abundante no sistema nervoso central (SNC) e está envolvido em muitas funções neuronais, incluindo a transmissão sináptica, a migração neuronal, a excitabilidade, a plasticidade e a potenciação de longo prazo.[21] Os circuitos frontoestriatais implicados na impulsividade e na compulsividade são notáveis por sua alta densidade de receptores glutamatérgicos. Projeções glutamatérgicas das várias sub-regiões frontais (orbitofrontal, córtex infralímbico e córtex pré-límbico) para o estriado (e vice-versa) desempenham papel fundamental na regulação de diversos comportamentos compulsivos. O efeito de sinalização do glutamato não é dependente de sua natureza química, mas de como as células são programadas para responder quando expostas a ele. Como as proteínas receptoras de glutamato são expressas na superfície das células de tal forma que elas só podem ser ativadas do exterior, o glutamato exerce sua função neurotransmissora a partir do fluido extracelular. Consequentemente, o controle da ativação do receptor é obtido por meio da liberação do glutamato para o fluido extracelular e depois pela remoção do glutamato do fluido. Como não há enzimas extracelulares que possam degradar o glutamato, as baixas concentrações extracelulares requerem a captação celular. Várias famílias de proteínas receptoras de glutamato foram identificadas e classificadas como receptores N-metil-D-aspartato (NMDA), receptores alfa-amino-3-hidróxi-5-metil-4-isoxazolpropiônico (AMPA), receptores de cainato e receptores metabotrópicos.[22] A maioria das células do sistema nervoso expressam pelo menos um tipo de receptor de glutamato.

Vários genes candidatos dentro do sistema glutamatérgico foram associados ao TDAH. Por exemplo, foram encontradas associações para a variação no gene *GRIN2B* com sintomas de desatenção e hiperatividade no TDAH. Um estudo genômico investigando variantes raras encontrou super-representação de variantes pertencentes aos genes do receptor de glutamato metabotrópico em várias coortes de TDAH.[23] Uma análise de um conjunto de genes de glutamato mostrou associação significativa com a gravidade da hiperatividade/impulsividade de pacientes com TDAH.[24] Estudos de magnetoespectroscopia (MRS) sugerem um possível aumento de uma combinação de glutamato, glutamina e ácido gama-aminobutírico (GABA), conhecida como Glx, no estriado no TDAH, no TOC e no transtorno do espectro autista (TEA), além de um sinal Glx aumentado no córtex cingulado anterior em crianças com TDAH e TEA e um sinal Glx menor em adultos com TDAH e TEA. Isso sugere alterações neurodesenvolvimentais em circuitos glutamatérgicos frontoestriatais ao longo da vida.[25] Agentes glutamatérgicos como a memantina, um antagonista do receptor NMDA, têm potencial valor no tratamento da impulsividade em crianças e adolescentes, incluindo no TDAH, mas estudos em larga escala ainda não foram publicados.

HISTAMINA

A histamina é um dos principais neurotransmissores que regulam a excitação e a atenção. Os corpos celulares dos neurônios produtores de histamina são encontrados no hipotálamo posterior, nos núcleos tuberomamilares. A partir daí, esses neurônios se projetam por todo o cérebro, inclusive para o córtex, por meio do feixe prosencefálico medial. Os neurônios da histamina aumentam a vigília e evitam o sono.[26] Além disso, esse neurotransmissor é um agente importante nas reações (neuro)imunes. O interesse pelo papel da histamina no TDAH decorre das observações de que as alergias têm maior incidência em pessoas com o transtorno. De fato, uma metanálise recente mostra que crianças com TDAH têm maior probabilidade de desenvolver asma, rinite alérgica, dermatite atópica e conjuntivite alérgica do que indivíduos sem o transtorno.[27] Crianças com alergias também parecem ter maiores taxas de sintomas de TDAH do que aquelas não afetadas. O subtipo de receptor de histamina H3 é distribuído principalmente no SNC e funciona como um autorreceptor pré-sináptico que reduz a liberação de histamina e um heterorreceptor que regula a liberação de outros neurotransmissores. Antagonistas e agonistas inversos do receptor de histamina H3 aumentam a liberação de histamina cerebral e de outros neurotransmissores. Foi demonstrado que os antagonistas do receptor H3 promovem excitação em várias espécies, sem a ativação psicomotora observada com os estimulantes.[28] Antagonistas potentes do receptor de histamina H3 estão sendo desenvolvidos e testados atualmente para o tratamento do TDAH.[29]

SISTEMA COLINÉRGICO NICOTÍNICO

Receptores nicotínicos de acetilcolina são proteínas que respondem ao neurotransmissor acetilcolina. Os receptores nicotínicos também respondem a substâncias, incluindo a nicotina, agonista do receptor nicotínico. O uso de nicotina tem sido associado a melhora na cognição, em particular na atenção, em diferentes espécies animais, voluntários humanos saudáveis e pacientes com TDAH.[30] Além do conhecimento sobre a influência na atenção, o sistema de neurotransmissão nicotínica da acetilcolina também foi associado ao TDAH por meio de descobertas genéticas: um grande estudo sobre variantes do número de cópias encontrou duplicações do gene que codifica o receptor alfa7-nicotínico de acetilcolina (CHRNA7), localizado na região propensa à mutação no cromossomo 15q13.3, e que, assim, contribui para o risco do transtorno.[31] O sistema nicotínico de acetilcolina pode ser um dos novos alvos para o desenvolvimento de medicamentos alternativos para o TDAH. A nicotina parece exercer seu efeito benéfico seletivamente na inibição comportamental e no atraso de tarefas aversivas, que são conhecidas por terem boa validade discriminante para distinguir indivíduos com TDAH de controles. A estimulação dos receptores neuronais nicotínicos de acetilcolina pela nicotina pode ser mediada diretamente por alterações da neurotransmissão colinérgica e/ou pela modulação da atividade de outros neurotransmissores, incluindo a dopamina, que, por sua vez, tem papel reconhecido na neurobiologia do TDAH (ver seção sobre dopamina). Estudos com agentes nicotínicos demonstraram efeitos benéficos em adultos com TDAH, com evidências de ação também positiva nos domínios cognitivo e emocional, embora não existam medicamentos aprovados para o transtorno que tenham como alvo a função do receptor nicotínico de acetilcolina.[32]

COGNIÇÃO

Por muitos anos, a pesquisa sobre cognição em relação ao TDAH foi dominada por teorias sobre uma chave primária do comprometimento cognitivo que seria causal para o desenvolvimento do transtorno (Quadro 2.1). A elas se seguiram teorias sobre os modelos de vias dupla e tripla (Quadro 2.1). Atualmente, há consenso de que o TDAH é caracterizado por um padrão fragmentado de déficits em domínios cognitivos relativamente independentes. A classificação desses domínios cognitivos varia de acordo com os estudos, mas inclui inibição, memória de trabalho, excitação, ativação, variabilidade de resposta, processamento de informação temporal, memória, velocidade de processamento, tomada de decisão e aversão à

Quadro 2.1
REVISÃO DA FUNÇÃO EXECUTIVA E OS DÉFICITS NO SISTEMA DE RECOMPENSA NO TDAH

Teorias de déficit único	• Déficit de atenção[35] • Estado energético não ótimo (em particular ativação)[36] • Inibição comportamental[37] • Aversão à demora[38]
Teorias de mecanismo dual	Déficit de função executiva ("cognição fria") e déficit no sistema de recompensa ("cognição quente")[39]
Teorias de mecanismo triplo	Déficit de função executiva, déficit no sistema de recompensa e déficit de *timing*[40]

demora.[33,34] A função executiva e, em particular, os déficits no sistema de recompensa são revisados de modo mais detalhado a seguir.

FUNÇÕES EXECUTIVAS

Funções executivas (referidas como função executiva e controle cognitivo) é uma expressão abrangente para um conjunto de processos necessários para o controle cognitivo do comportamento. As funções executivas incluem processos cognitivos básicos, como controle atencional, inibição cognitiva, controle inibitório, memória de trabalho e flexibilidade cognitiva. As funções executivas de ordem superior requerem o uso simultâneo de diversas funções executivas básicas e incluem planejamento e inteligência fluida (i.e., raciocínio e resolução de problemas). Os déficits de funcionamento executivo no TDAH são vistos no controle inibitório, na memória de trabalho visuoespacial e verbal, na vigilância e no planejamento.[41]

CONTROLE INIBITÓRIO

O controle inibitório é um aspecto do controle cognitivo. Atenção, comportamento, pensamentos e emoções são regulados por meio de processos de inibição que executam o controle cognitivo de cima para baixo. O controle inibitório é especificamente a capacidade de se controlar, suprimindo ou alterando as ações pretendidas que não são mais necessárias ou apropriadas. O controle inibitório adequado permite que as pessoas se adaptem adequadamente às mudanças no ambiente.[42] O controle inibitório prejudicado é central nos modelos teóricos do TDAH.[43] Barkley[37] e outros argumentaram que o controle inibitório é um déficit central do TDAH, pois afeta diversas funções executivas de cima para baixo, incluindo memória operacional, autorregulação, internalização da fala e reconstituição. Em média, indivíduos com TDAH têm um controle inibitório mais lento do que os controles, como refletido em tempos mais longos de reação ao sinal de parada e taxas de erro mais altas. Uma metanálise relatou um tamanho de efeito médio de 0,62 para a diferença entre caso e controle no tempo de reação ao sinal de parada.[44] Além disso, um grande estudo de comunidade mostrou que os sintomas de TDAH em crianças e adolescentes estão associados a pior controle inibitório e maior latência de resposta.[45]

Déficits de controle inibitório no TDAH também são observados em nível cerebral. Quando a ativação cerebral é avaliada durante a administração de provas de controle inibitório no aparelho de ressonância magnética (em chamados estudos de imagem de ressonância magnética funcional [IRMf]), participantes sem o transtorno ativam a rede central de regiões cerebrais envolvidas no controle inibitório, incluindo as redes frontoestriatal e frontoparietal.[46] Mais consistentemente, crianças e adolescentes com TDAH mostram diminuição da ativação nas regiões frontal, medial e parietal durante as inibições quando comparados a controles,[47] enquanto adultos com TDAH também apresentam hiperativação. Em relação aos controles, não apenas participantes com TDAH, mas seus irmãos não afetados também apresentavam hipoativação neuronal nas redes frontoestriatal e frontoparietal, sendo que a ativação nos nodos frontal inferior e temporal/parietal em irmãos não afetados era intermediária entre os achados de participantes com TDAH e os de controles sem o transtorno.[48] Além disso, ativação neuronal em nodos frontais inferiores se correlacionou com os tempos de reação ao sinal de parada, e a ativação em ambos os nodos, inferior frontal e temporal/parietal, se correlacionou com a gravidade do TDAH. Essas alterações de ativação neuronal no TDAH são mais robustas do que os déficits de inibição comportamental e explicam a variação no controle inibitório e na gravidade do transtorno.[48] Além

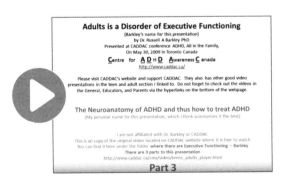

Acesse

https://www.youtube.com/watch?v=sPFmKu2S5XY

de alterações na ativação cerebral, indivíduos com TDAH também apresentaram menor conectividade funcional dentro da rede durante o controle inibitório.

As alterações descritas nas ativações cerebrais na rede de inibição em irmãos não afetados indicam que o controle inibitório pode servir como um chamado endofenótipo. Os endofenótipos são biomarcadores que compartilham a carga genética com o risco da doença, podem ser medidos em todos os indivíduos (afetados e não afetados) e assumem maior poder de identificar genes relacionados à doença do que os fenótipos clínicos.[49] Como o TDAH tem bases genéticas fortes e irmãos compartilham em média 50% de sua variabilidade genética, irmãos não afetados têm, em média, mais genes de risco de TDAH do que os controles sem o transtorno. Isso sugere, portanto, que parte da carga genética para o TDAH é mediada por alterações de controle inibitório no nível comportamental e neural.

MEMÓRIA DE TRABALHO

A memória de trabalho é considerada a função executiva mais central. Três componentes da memória de trabalho são identificados no modelo de Baddeley.[50] Há a memória de trabalho central executiva (CE), que atua como controladora atencional, coordenando tarefas e atividades de seus dois subsistemas: a alça fonológica (FL) e a trama visuoespacial (VS). Ambas armazenam informações específicas de cada modalidade. O funcionamento deficiente dos sistemas separados se traduz em diferentes prejuízos de desempenho nas tarefas cognitivas: as limitações na capacidade de armazenamento dos subsistemas VS ou FL são tipicamente caracterizadas por um declínio no desempenho da tarefa com o aumento da carga de memória ou da dificuldade da tarefa. A disfunção da CE geralmente se traduz em um déficit geral de desempenho, estável em diferentes cargas de memória. Evidências sugerem que déficits na memória de trabalho são um dos principais prejuízos cognitivos no TDAH,[51] com os maiores comprometimentos relatados para o domínio espacial da memória de trabalho, em oposição ao domínio verbal ou fonológico.[51] A memória de trabalho VS é processada predominantemente pelas áreas parietais inferior e superior com as regiões pré-frontais dorsolaterais.[52-56] Há evidências adicionais de ativação no cerebelo durante tarefas de memória de trabalho VS.[57,58] Os estudos disponíveis de IRMf de TDAH revelam um padrão de ativação diferenciado nas áreas frontoestriatais[59] e ativação reduzida nas áreas dorsolaterais pré-frontais,[60,61] lobos parietais direitos inferior e superior[56,62,63] e núcleo caudado direito.[63]

SENSIBILIDADE À RECOMPENSA

A sensibilidade à recompensa é um fruto importante da evolução, pois as recompensas são acompanhadas de sentimentos positivos, reforçando o comportamento ligado a elas. Esse processo de reforço do comportamento constitui o princípio básico do aprendizado.[64] No entanto, se um indivíduo é altamente sensível a recompensas, isso pode levar a um comportamento não adaptativo, como comportamentos de risco e aditivos. Especialmente durante a adolescência, a sensibilidade à recompensa é elevada, o que é demonstrado pelo aumento do comportamento de risco quando as recompensas estão em jogo.[65] Os modelos teóricos atuais do TDAH consideram que a sensibilidade à recompensa alterada é um mecanismo cognitivo-chave.[66,67] Em geral, estudos de processamento de recompensa mostram que indivíduos com TDAH tomam decisões subótimas e mais arriscadas, preferem recompensas imediatas em comparação a tardias[66] e superestimam a magnitude de recompensas próximas em relação a distantes. A maior sensibilidade a recompensas em indivíduos com TDAH é ainda demonstrada por respostas comportamentais mais rápidas a estímulos que levam a ganho monetário do que a estímulos de não perda monetária no chamado Teste do Atraso ao Incentivo Monetário.[67]

Alterações na sensibilidade à recompensa no TDAH também foram observadas em nível neuronal, usando paradigmas de IRMf. Várias regiões cerebrais, incluindo o córtex orbitofrontal, o córtex pré-frontal medial e o estriado ventral, são ativadas em indivíduos sem o transtorno quando recebem ou antecipam recompensas. Os achados no TDAH são variados, com ativações aumentadas no cíngulo anterior e no córtex frontal anterior durante a antecipação da recompensa, no córtex orbitofrontal e no *nucleus accumbens* durante o recebimento da recompensa[68] e em um estudo comunitário que associou ativação aumentada à impulsividade, um conceito relacionado. Outros estudos em adolescentes e adultos (jovens) com TDAH, entretanto, relataram menos ativação do estriado durante a antecipação da recompensa em comparação aos controles.

OUTROS DÉFICITS COGNITIVOS

Entre outros domínios que se mostraram prejudicados no TDAH estão o processamento de informação temporal e *timing*,[69] as funções de fala e linguagem,[70] o controle motor,[71] a amplitude de memória, a velocidade de processamento, a excitação/ativação e a variabilidade do tempo de reação.[72] Tempos de reação mais lentos e variados são marcadores robustos de TDAH não só comparados a controles de desenvolvimento típico, mas também a indivíduos com TEA.[73] Por último, é frequentemente relatado que crianças com TDAH têm em média um quociente de inteligência (QI) mais baixo (cerca de 9 pontos) do que controles.[74] Essa redução parece atenuada em adultos com TDAH e não é totalmente causada por desatenção durante o desempenho do teste. O QI mais baixo pode não ser específico para o TDAH e ser encontrado em indivíduos com outros transtornos mentais, como também pode refletir déficits cognitivos que são avaliados como parte das baterias de testes de QI.

O INDIVÍDUO MÉDIO COM TDAH *VERSUS* A VARIAÇÃO INTERINDIVIDUAL

Todas as diferenças cognitivas descritas anteriormente entre casos com TDAH e controles foram baseadas em efeitos de grupo. Esses efeitos de grupo relatam o indivíduo "médio" com TDAH, mas podem disfarçar a variação substancial entre os indivíduos.[75] Embora a maioria dos indivíduos com TDAH apresente déficits em um ou dois domínios cognitivos, cerca de 10 a 25% não apresentam déficit cognitivo nas baterias de testes utilizadas, e, no outro lado do espectro, apenas alguns exibem déficits em todos os domínios cognitivos.[34] Deve-se notar também que 10% ou mais de todos os controles sem TDAH apresentam déficits cognitivos em 2 ou 3 domínios.[34] Isso levou a tentativas de identificar subgrupos de TDAH com um perfil cognitivo mais homogêneo. Um estudo revelou quatro subtipos cognitivos, o primeiro caracterizado por alta variabilidade de resposta, o segundo pelo baixo desempenho de memória, inibição e velocidade de resposta, o terceiro pelo processamento impreciso da informação temporal e o quarto pela excitação subótima. Notavelmente, subgrupos cognitivos muito semelhantes foram encontrados em uma amostra comunitária de crianças do grupo-controle.[33] Isso apoia a visão de que pelo menos parte da heterogeneidade cognitiva do TDAH está dentro da variação normal. Da mesma forma, van Hulst e colaboradores[76] identificaram três subgrupos neuropsicológicos em crianças com TDAH: um rápido e preciso, um de tempo lento e variável, e um subgrupo de controle cognitivo pobre.[76] Os dois primeiros subgrupos também estavam presentes no grupo-controle. Também em adultos com TDAH foram identificados subtipos cognitivos muito semelhantes.[77] No entanto, não está claro se esses subtipos cognitivos de TDAH têm validade externa e, por exemplo, podem predizer a resposta ou o curso do tratamento. Também não está claro se os déficits cognitivos causam sintomas de TDAH e impulsionam o desenvolvimento do fenótipo clínico[38] ou refletem os resultados pleiotrópicos dos fatores de risco.

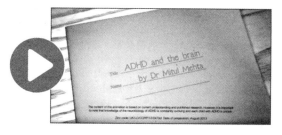

Acesse

https://www.youtube.com/watch?v=4r3XWj269_g

NEUROIMAGEM

As técnicas de imageamento cerebral permitem que os pesquisadores visualizem, meçam e analisem o interior do cérebro humano, ou seja, sua estrutura e função, com poder sem precedentes (Quadro 2.2). Alterações têm sido observadas em praticamente todas as modalidades de neuroimagem aplicadas ao estudo do TDAH cerebral, incluindo imagens de ressonância magnética (IRMs) estruturais e funcionais, eletroencefalografia (EEG) e magnetoencefalografia (MEG).

IMAGEM POR RESSONÂNCIA MAGNÉTICA ESTRUTURAL

Estudos anteriores descobriram que o TDAH está associado a um tamanho cerebral total 3 a 5% menor comparado ao de controles[78] devido a uma redução da massa cinzenta.[79] Consistente com dados genéticos sugerindo que o TDAH é o extremo de um traço populacional, o volume total do cérebro se correlaciona negativamente com sintomas do transtorno na população geral.[80] Metanálises documentam ainda volumes menores no TDAH em várias regiões cerebrais, mais consistentemente no globo pálido direito, no putame direito, no caudado e no cerebelo. A mais recente e maior metanálise incluiu um total de 1.713 participantes com TDAH e 1.529 controles de 23 locais, com idade média de 14 anos (variação de 4 a 63 anos).[81] Os resultados da mega-análise (em que não apenas as diferenças entre caso e controle por local foram agregadas, mas todos os dados individuais foram levados em consideração) indicaram que os volumes do *nucleus accumbens*, da amígdala, do caudado, do hipocampo, do putame e o volume intracraniano foram menores em indivíduos com TDAH em comparação aos controles. Os tamanhos dos efeitos foram pequenos, entre 0,10 e 0,19 em relação ao d de Cohen. Não houve diferença no tamanho do volume no globo pálido e no tálamo entre pessoas com TDAH e controles. Os tamanhos de efeito foram maiores na maioria dos subgrupos de crianças (< 15 anos) *versus* adultos (> 21 anos), e as diferenças entre casos e controles em adultos não foram significativas. O uso de psicoestimulantes ou os escores de sintomas não influenciaram os resultados, nem a presença de transtornos mentais comórbidos. As maiores diferenças de caso e controle na idade mais jovem e a ausência de tais diferenças na idade avançada sustentam a teoria do atraso da maturação cerebral para o TDAH. Essa teoria afirma que o TDAH é devido a uma maturação tardia de estruturas cerebrais.[82] Essa teoria foi desenvolvida considerando observações anteriores de que o TDAH está associado à maturação tardia do córtex cerebral. Shaw e colaboradores[83] descreveram que a idade para atingir o pico de espessura cortical foi de 10,5 anos para indivíduos com TDAH e 7,5 anos para controles. Esse atraso foi mais proeminente nas regiões pré-frontais importantes para o controle do funcionamento executivo, atenção e planejamento motor.[83] O desenvolvimento da área de superfície cortical ocorre mais tardiamente no TDAH, mas o transtorno não foi associado a alterações nas trajetórias de desenvolvimento de girificação cortical.[84]

Embora o trabalho revisado recém-descrito sugira que o declínio dependente da idade na prevalência de TDAH pode ser devido a um desenvolvimento tardio de estruturas e funções cerebrais associadas ao transtorno, a maioria dos pacientes com TDAH não alcança desenvolvimento completo. De fato, reduções generalizadas na espessura cortical foram implicadas no TDAH não apenas em crianças, mas também em adultos. Os achados incluem afinamento cortical (córtex frontal superior, córtex pré-central, córtex parietal inferior e superior, polo temporal e córtex temporal medial[84,85]) e espessamento cortical (área motora pré-suplementar, córtex somatossensorial e córtex occipital).[86]

Alterações ao longo dos anos no cérebro de pacientes com TDAH são de grande interesse, dada a prevalência dependente da idade dessa condição.[87] Algumas alterações volumétricas do cérebro observadas na infância normalizam com a idade.[88] Um estudo longitudinal de IRM encontrou volumes de gânglios da base e área superficial menores em adolescentes com TDAH em comparação com controles; essa diferença foi fixa e não progressiva ao longo dos anos.[89] Em contraste, para superfícies ventrais do estriado, os controles mostraram expansão da área superficial com a idade, enquanto os pacientes com TDAH tiveram uma contração progressiva da superfície, o que pode explicar o processamento anormal de recompensa no transtorno.[89]

MORFOMETRIA BASEADA EM *VOXEL*

Na morfometria baseada em *voxel* (VBM), análises (Quadro 2.2) em estudos cerebrais de adolescentes com TDAH observaram volume de substância cinzenta significativamente menor em cinco agrupamentos localizados no giro pré-central e nos córtices medial e orbitofrontal e (para)cingulares, em comparação aos controles.[90] Irmãos não afetados dos probandos de TDAH expressavam também volumes menores que eram significativamente diferentes dos controles em quatro desses grupos (exceto o giro pré-central). As áreas do cérebro que são menores no TDAH estão envolvidas na tomada de decisão, na motivação, no controle cognitivo e no funcionamento motor, todos os domínios funcionais que podem ser afetados no TDAH. As alterações nos irmãos não afetados indicam a familiaridade de quatro das diferenças cerebrais estruturais, apoiando seu potencial como endofenótipos (ver discussão anterior).

IMAGEM POR TENSOR DE DIFUSÃO

Em relação à imagem por tensor de difusão (DTI), uma metanálise de análises cerebrais completas, que combinaram análise baseada em *voxel* (VBA) e estatística

Quadro 2.2
MEDIDAS DE ESTRUTURA E FUNÇÃO CEREBRAL

A neuroimagem tem proporcionado um impulso extraordinário à neurociência, ao permitir um estudo não invasivo do cérebro na saúde e na doença. Este capítulo descreve a pesquisa em medidas de estrutura cerebral, atividade e conectividade de rede funcional em indivíduos com TDAH e controles. Os exames de **imagem por ressonância magnética estrutural** são usados predominantemente para estudar aspectos da massa cinzenta do cérebro, contendo corpos celulares e sinapses neuronais, e da substância branca, consistindo sobretudo dos axônios mielinizados que conectam as áreas cerebrais. Os exames de IRM nuclear permitem tanto a avaliação de volumes definidos *a priori* de áreas corticais e subcorticais quanto a análise de *voxels* cerebrais de baixo para cima (morfometria baseada em *voxel* [VBM]). Finalmente, os exames de ressonância magnética permitem quantificar vários aspectos do córtex, tais como a espessura cortical, a área de superfície e a girificação. O **imageamento por tensor de difusão** possibilita estimar a localização, a orientação e a integridade funcional dos tratos de substância branca do cérebro.

A **IRM funcional** aproveita as mudanças nas propriedades magnéticas do sangue que passa pelo cérebro como um indicador da atividade relativa de uma região ao longo do tempo. O **sinal dependente do nível de oxigênio no sangue** (BOLD) é geralmente registrado enquanto os indivíduos realizam uma tarefa cognitiva e, em seguida, é comparado a um registro de base para isolar a atividade associada à tarefa. Os dados de IRMf também podem ser usados para estudar a conectividade funcional do cérebro, calculando a coerência dos padrões de ativação ao longo do tempo entre as regiões. Isso pode ser feito com dados de IRMf baseados em testes, bem como com gravações, enquanto os indivíduos não estão envolvidos em tarefa específica, conhecida como **IRM do estado de repouso** (IRMrs). Estudos sobre conectividade funcional identificaram várias redes cerebrais, regiões que são coativadas de forma consistente. A ativação dessas redes depende do estado atual da mente dos sujeitos. Por exemplo, a atividade na rede de funções executivas é mais proeminente ao executar uma tarefa de memória de trabalho, e a rede-padrão se torna mais ativa enquanto a mente vagueia durante as condições de repouso.[93]

Informações sobre a função cerebral também podem ser obtidas por **eletroencefalografia** (EEG). A EEG é o método fisiológico de escolha para registrar, a partir de eletrodos colocados na superfície do couro cabeludo, toda atividade elétrica gerada pelo cérebro e permite estudar o poder dos padrões de frequência das oscilações cerebrais (delta, 1-4 Hz, teta 4-7 Hz, alfa 7-12 Hz, beta 12-30 Hz e gama > 30 Hz).

Os **potenciais relacionados a eventos** (ERPs) avaliam a mudança na atividade elétrica por bloqueio temporal para certas tarefas cognitivas ou de atenção.
A **magnetoencefalografia** (MEG) é uma técnica de imagem que mede pequenos campos magnéticos produzidos pela atividade elétrica no cérebro.

A **espectroscopia de prótons por ressonância magnética** (MRS) é uma técnica de imagem que permite a quantificação *in vivo* de vários neurometabólitos em pequenos volumes do cérebro.

A **tomografia por emissão de pósitrons** (PET) e a **tomografia computadorizada por emissão de fóton único** (SPECT) usam rastreadores radioativos para direcionar diferentes etapas no processo, por exemplo, da neurotransmissão dopaminérgica.

espacial baseada em tratos (TBSS), documentou alterações generalizadas na integridade da substância branca, especialmente na corona radiata anterior direita, no fórceps menor direito, na cápsula interna bilateral e no cerebelo esquerdo.[91] Uma metanálise posterior em um conjunto maior de estudos de TBSS encontrou alteração microestrutural na substância branca, refletida em baixos valores de anisotropia fracional, no esplênio do corpo caloso que se estendia ao cíngulo direito, ao plano sagital direito e ao *tapetum* esquerdo.[92] Esses achados indicam que os tratos alterados da substância branca que integram os hemisférios bilaterais e os circuitos cerebroposteriores exercem papel crucial na fisiopatologia do TDAH.

IMAGEM POR RESSONÂNCIA MAGNÉTICA FUNCIONAL

Estudos de IRMf relacionados a testes usando controle inibitório, memória de trabalho e tarefas de atenção documentaram a subativação das redes de atenção frontoestriatais, frontoparietais e ventral.[94] A rede frontoparietal suporta processos executivos direcionados a objetivos, enquanto a rede de atenção ventral facilita a reorientação atencional para estímulos externos salientes e relevantes do ponto de vista comportamental. Em paradigmas de processamento de recompensa, a maioria dos estudos relata menor ativação do estriado ventral no TDAH em comparação a controles em antecipação de recompensa.[67] O TDAH também está associado com hiperativação em sistemas somatomotor e visual,[94] o que possivelmente compensa o funcionamento prejudicado dos córtices pré-frontal e cingulado anterior.[95]

A remissão do TDAH tem sido associada à regularização das anormalidades, medida pela ativação durante tarefas de imageamento funcional,[96] espessamento cortical[97] e conectividade cerebral funcional e estrutural.[98,99]

IMAGEM POR RESSONÂNCIA MAGNÉTICA DO ESTADO DE REPOUSO

Os estudos de IRM do estado de repouso (IRMrs) relatam que o TDAH está associado a anticorrelações reduzidas ou ausentes entre a rede de modo padrão (DMN) e a rede de controle cognitivo, menor conectividade dentro do próprio DMN e menor conectividade dentro dos circuitos cognitivos e motivacionais dos circuitos frontoestriatais.[100] Em palavras simples, os indivíduos sem TDAH tendem a ativar o DMN em uma IRM enquanto "não pensam em nada". Quando solicitados a focalizar ou executar uma ação, as conexões dentro deste DMN enfraquecem, enquanto as conexões nas áreas necessárias para a tarefa são ativadas. Tal processo parece perturbado no TDAH. Algumas investigações anteriores sugerem que indivíduos com o transtorno, enquanto mudam de um estado de repouso para uma tarefa, não diminuem a atividade no DMN como os controles, fazendo eles "trabalharem com um ruído de fundo".

Em resumo, tanto os achados de IRM estruturais quanto os funcionais são muito variáveis entre os estudos, sugerindo que as bases neuronais do TDAH são heterogêneas, o que é consistente com os estudos de cognição. É importante ressaltar que o TDAH também está associado a mudanças cerebrais mais globais (i.e., diminuição do volume total do cérebro), bem como a alterações cerebrais localizadas em áreas fora dos circuitos frontoestriatais, como córtices parietais, tálamo, amígdala e cerebelo, e padrões de ativação alterados em outras redes, como a rede de modo padrão.

ESTUDOS NEUROFISIOLÓGICOS, ESTUDOS DE ELETROENCEFALOGRAFIA E POTENCIAIS RELACIONADOS A EVENTOS

Os estudos neurofisiológicos, de EEG e de ERP relatam atividade cerebral elétrica alterada em relação a vários processos cognitivos, como atenção, inibição e monitoramento do desempenho.[101] No domínio da atenção, tarefas de atenção seletiva e desempenho contínuo (CPT) sinalizam problemas com orientação para sugestões e processos de seleção/alocação de recursos para direcionar estímulos; estudos excêntricos mostram discriminação de estímulos e prejuízos de avaliação; e tarefas de distração indicam problemas de mudança/orientação de atenção. Ao considerar as tarefas de inibição de resposta, os estudos de sinal de parada evidenciaram déficits no controle inibitório que foram frequentemente precedidos por diferenças nos componentes iniciais da atenção. Efeitos semelhantes foram relatados para a tarefa Ir/Não Ir, com a tarefa CPT apontando problemas com a preparação e a inibição de resposta. O Teste de Flanker indicou problemas de processamento de conflitos e alocação de recursos. A detecção e/ou avaliação deficiente de erros foi identificada pelos componentes "error-related negativity" (ERN) e "error-related positivity" (Pe) atenuados no TDAH, com efeitos de processamento de *feedback* também consistentemente relatados. Da mesma forma, padrões atípicos da chamada frequência do estado de repouso no EEG têm sido observados, principalmente como aumento do poder da atividade teta de baixa frequência e/ou diminuição do poder da atividade beta rápida.[102] Entretanto, a relação teta--beta excessiva não pode ser considerada uma medida de diagnóstico confiável do TDAH, mas pode ser útil como medida prognóstica.[103] Trabalhos longitudinais identificaram padrões neurofisiológicos consistentes relacionados a desfechos diferenciais. Indivíduos com TDAH persistindo na idade adulta apresentam aumento do beta e redução do teta frontal no EEG de repouso,[104] e marcadores ERP para redução do preparo cognitivo (CNV) e processamento de erros.[105-107]

MAGNETOENCEFALOGRAFIA

Existem poucos estudos sobre MEG no TDAH. Um estudo explorou as interações neuronais entre os córtices auditivos e os córtices frontais durante uma tarefa de atenção auditiva em adultos com TDAH e controles. O TDAH foi associado a uma maior coerência de fase nas faixas beta (14 a 30 Hz) e gama (30 a 56 Hz) nas condições de comparecimento e não comparecimento em comparação aos controles. Os medicamentos estimulantes atenuaram essas diferenças, mas não as eliminaram completamente. Tais resultados sugerem que um processamento "bottom-up" anômalo pode comprometer os recursos executivos no TDAH.[108]

ESPECTROSCOPIA DE PRÓTONS POR RESSONÂNCIA MAGNÉTICA

A espectroscopia de prótons por ressonância magnética (ERM) é um método não invasivo que permite a quantificação in vivo de vários neurometabólitos em pequenos volumes do cérebro. Os estudos de ERM no TDAH e em outros transtornos do neurodesenvolvimento, como TEA e TOC, são limitados por amostras pequenas e metodologia variável. No entanto, alguns achados consistentes foram identificados em uma revisão sistemática:[25] possível aumento do sinal de Glx no estriado no TDAH, TOC e TEA; um Glx aumentado no córtex cingulado anterior em crianças e adolescentes com TDAH e TEA; e Glx diminuído no córtex cingulado anterior em adultos com TDAH e com TEA. Isso sugere mudanças no desenvolvimento neurológico em circuitos glutamatérgicos frontoestriatais ao longo da vida.

IMAGEAMENTO POR RADIOTRAÇADOR

Técnicas por radiotraçadores, como PET e SPECT, podem fornecer evidências mais diretas de padrões alterados de ligação de dopamina no estriado de pacientes com TDAH. Uma metanálise de estudos SPECT e PET investigando a densidade estriatal do transportador de dopamina em indivíduos com TDAH e controles sem o transtorno constatou que a densidade estriatal do transportador de dopamina foi 14% maior em média no grupo com TDAH do que nos controles.[12] No entanto, houve heterogeneidade substancial entre os estudos, e a densidade foi maior em pacientes com exposição prévia a medicamento e menor em pacientes que nunca receberam tratamento. Assim, a densidade do transportador de dopamina no estriado no TDAH parece depender da exposição prévia a psicoestimulantes, com menor densidade em sujeitos que não receberam farmacoterapia e maior densidade naqueles que já receberam.

RESUMO E CONSIDERAÇÕES FINAIS

O TDAH é um transtorno altamente hereditário e multifatorial, no qual fatores genéticos, frequentemente em combinação com fatores ambientais, constituem aspectos de risco para seu surgimento. Os mecanismos subjacentes ao TDAH são complexos e podem ser definidos em diferentes níveis. Os déficits cognitivos são frequentemente parte do transtorno e incluem prejuízos em função executiva, processamento de recompensas, déficits de tempo, vários aspectos da regulação atencional e orientação, processos perceptivos, regulação da excitação e variabilidade do tempo de reação. As alterações cerebrais vistas no TDAH são muito heterogêneas, sendo encontradas em todas as modalidades de imagem e estando presentes tanto na estrutura quanto na função cerebral, e envolvem um conjunto de desvios e atrasos. Alterações dos circuitos frontoestriatal, frontocerebelar e frontoparietal são relatadas com mais frequência, mas esse certamente não é o quadro completo. Os circuitos frontoamigdalianos, o sistema límbico e as áreas posteriores do cérebro também parecem envolvidos. Pessoas com TDAH mostram diferentes padrões de alterações, e o foco colocado no "indivíduo médio com TDAH" e, portanto, nas diferenças entre casos e controles, pode ser um pouco enganador e esconder uma variação interindividual substancial.[75,109] Descobertas isoladas de neuroimagem apresentam tamanhos de efeito muito limitados.

Até o momento, apesar das evidências claras de que indivíduos com TDAH têm cérebros que são diferentes do "cérebro típico", nenhum marcador cognitivo ou biológico único para TDAH apresenta valor diagnóstico ou preditivo suficiente para ser incorporado ao trabalho clínico. Existem várias explicações para essa situação decepcionante. Primeiro, as limitações claras de nossos sistemas diagnósticos categóricos atuais, como o *Manual diagnóstico e estatístico de transtornos mentais* (DSM)[110] e a *Classificação internacional de doenças e problemas relacionados à saúde* (CID),[111] que forçam os clínicos e pesquisadores a tomar uma decisão binária: o TDAH está presente "sim ou não". Na realidade, o TDAH pode ser mais bem-conceituado como uma pontuação alta (mas com um ponto de corte ainda arbitrário) em um traço contínuo complexo com uma distribuição normal na população. Segundo, a insistência em projetos de caso-controle excessivamente simplistas no estudo de biomarcadores que subestimam a heterogeneidade em ambos, casos e controles.[75] Terceiro, a falta de um conceito estável, aceito e biologicamente válido de TDAH e de qualquer transtorno mental,[112] o que torna a classificação atual uma base ainda menos clara para a pesquisa biológica informada. O caminho a seguir é definir subtipos biologicamente mais homogêneos (biótipos) do TDAH, e tais estudos estão em andamento, mas ainda não apresentaram resultados.[113] O projeto Critérios de Domínio de Pesquisa (RDoC) foi iniciado para desenvolver e validar biologicamente novas formas de classificação e compreensão da saúde mental.[114] O RDoC ressalta as dimensões do funcionamento alteradas, além dos prejuízos, que abrangem toda a gama do comportamento humano, do típico ao atípico, e visa integrar muitos níveis de informação da genética/genômica e circuitos neurais ao comportamento observável e autoavaliações. Mais uma vez, a promessa do RDoC para melhorar a compreensão do TDAH em termos de graus variados de disfunções nos sistemas biológicos ainda precisa ser elaborada.

Conflitos de interesse
Jan K. Buitelaar atuou, nos últimos três anos, como consultor/membro do Conselho Consultivo/Conferencista para Janssen Cilag BV, Eli Lilly, Medice, Shire, Roche e Servier. Ele não é empregado e não possui ações de nenhuma dessas empresas. Ele não recebeu qualquer suporte financeiro ou material, incluindo patentes e *royalties,* ou atuou como perito em julgamentos. Os demais autores não declaram conflitos de interesse.

REFERÊNCIAS

1. Scassellati C, Bonvicini C, Faraone SV, Gennarelli M. Biomarkers and attention-deficit/hyperactivity disorder: a systematic review and meta-analyses. J Am Acad Child Adolesc Psychiatry. 2012;51(10):1003-1019.e20.

2. Nieoullon A. Dopamine and the regulation of cognition and attention. Prog Neurobiol. 2002;67(1):53-83.

3. Volkow ND, Wang GJ, Kollins SH, Wigal TL, Newcorn JH, Telang F, et al. Evaluating dopamine reward pathway in ADHD: clinical implications. JAMA. 2009;302(10):1084-91.

4. Nieoullon A, Coquerel A. Dopamine: a key regulator to adapt action, emotion, motivation and cognition. Curr Opin Neurol. 2003;16 Suppl 2:S3-9.

5. Del Campo N, Chamberlain SR, Sahakian BJ, Robbins TW. The roles of dopamine and noradrenaline in the pathophysiology and treatment of attention-deficit/hyperactivity disorder. Biol Psychiatry. 2011;69(12):e145-57.

6. Ziegler S, Pedersen ML, Mowinckel AM, Biele G. Modelling ADHD: A review of ADHD theories through their predictions for computational models of decision-making and reinforcement learning. Neurosci Biobehav Rev. 2016;71:633-656.

7. Kuczenski R, Segal DS. Stimulant actions in rodents: implications for attention-deficit/hyperactivity disorder treatment and potential substance abuse. Biol Psychiatry. 2005;57(11):1391-6.

8. Kuczenski R, Segal DS. Differential effects of D- and L-amphetamine and methylphenidate on rat striatal dopamine biosynthesis. Eur J Pharmacol. 1975;30(2):244-51.

9. Giros B, Jaber M, Jones SR, Wightman RM, Caron MG. Hyperlocomotion and indifference to cocaine and amphetamine in mice lacking the dopamine transporter. Nature. 1996;379(6566):606-12.

10. van der Voet M, Harich B, Franke B, Schenck A. ADHD-associated dopamine transporter, latrophilin and neurofibromin share a dopamine-related locomotor signature in Drosophila. Mol Psychiatry. 2016;21(4):565-73.

11. van der Kooij MA, Glennon JC. Animal models concerning the role of dopamine in attention-deficit hyperactivity disorder. Neurosci Biobehav Rev. 2007;31(4):597-618.

12. Fusar-Poli P, Rubia K, Rossi G, Sartori G, Balottin U. Striatal dopamine transporter alterations in ADHD: pathophysiology or adaptation to psychostimulants? A meta-analysis. Am J Psychiatry. 2012;169(3):264-72.

13. Bralten J, Franke B, Waldman I, Rommelse N, Hartman C, Asherson P, et al. Candidate genetic pathways for attention-deficit/hyperactivity disorder (ADHD) show association to hyperactive/impulsive symptoms in children with ADHD. J Am Acad Child Adolesc Psychiatry. 2013;52(11):1204-1212.e1.

14. Arnsten AF, Pliszka SR. Catecholamine influences on prefrontal cortical function: relevance to treatment of attention deficit/hyperactivity disorder and related disorders. Pharmacol Biochem Behav. 2011;99(2):211-6.

15. de la Peña JB, Dela Peña IJ, Custodio RJ, Botanas CJ, Kim HJ, Cheong JH. Exploring the validity of proposed transgenic animal models of attention-deficit hyperactivity disorder (ADHD). Mol Neurobiol. 2018;55(5):3739-3754.

16. Vanicek T, Spies M, Rami-Mark C, Savli M, Höflich A, Kranz GS, et al. The norepinephrine transporter in attention-deficit/hyperactivity disorder investigated with positron emission tomography. JAMA Psychiatry. 2014;71(12):1340-1349.

17. Klein M, Onnink M, van Donkelaar M, Wolfers T, Harich B, Shi Y, et al. Brain imaging genetics in ADHD and beyond – mapping pathways from gene to disorder at different levels of complexity. Neurosci Biobehav Rev. 2017;80:115-155.

18. Banerjee E, Nandagopal K. Does serotonin deficit mediate susceptibility to ADHD? Neurochem Int. 2015;82:52-68.

19. Gizer IR, Ficks C, Waldman ID. Candidate gene studies of ADHD: a meta-analytic review. Hum Genet. 2009;126(1):51-90.

20. van der Meer D, Hartman CA, Richards J, Bralten JB, Franke B, Oosterlaan J, et al. The serotonin transporter gene polymorphism 5-HTTLPR moderates the effects of stress on attention-deficit/hyperactivity disorder. J Child Psychol Psychiatry. 2014;55(12):1363-71.

21. Zhou Y, Danbolt NC. Glutamate as a neurotransmitter in the healthy brain. J Neural Transm (Vienna). 2014;121(8):799-817.

22. Gregory KJ, Noetzel MJ, Niswender CM. Pharmacology of metabotropic glutamate receptor allosteric modulators: structural basis and therapeutic potential for CNS disorders. Prog Mol Biol Transl Sci. 2013;115:61-121.

23. Elia J, Glessner JT, Wang K, Takahashi N, Shtir CJ, Hadley D, et al. Genome-wide copy number variation study associates metabotropic glutamate receptor gene networks with attention deficit hyperactivity disorder. Nat Genet. 2011;44(1):78-84.

24. Naaijen J, Bralten J, Poelmans G, IMAGE consortium, Glennon JC, Franke B, et al. Glutamatergic and GABAergic gene sets in attention-deficit/hyperactivity disorder: association to overlapping traits in ADHD and autism. Transl Psychiatry. 2017;7(1):e999.

25. Naaijen J, Lythgoe DJ, Amiri H, Buitelaar JK, Glennon JC. Fronto-striatal glutamatergic compounds in compulsive and impulsive syndromes: a review of magnetic resonance spectroscopy studies. Neurosci Biobehav Rev. 2015;52:74-88.

26. Brown RE, Stevens DR, Haas HL. The physiology of brain histamine. Prog Neurobiol. 2001;63(6):637-72.

27. Miyazaki C, Koyama M, Ota E, Swa T, Mlunde LB, Amiya RM, et al. Allergic diseases in children with attention deficit hyperactivity disorder: a systematic review and meta-analysis. BMC Psychiatry. 2017;17(1):120.

28. Sadek B, Saad A, Sadeq A, Jalal F, Stark H. Histamine H3 receptor as a potential target for cognitive symptoms in neuropsychiatric diseases. Behav Brain Res. 2016;312:415-30.

29. Moorthy G, Sallee F, Gabbita P, Zemlan F, Sallans L, Desai PB. Safety, tolerability and pharmacokinetics of 2-pyridylacetic acid, a major metabolite of betahistine, in a phase 1 dose escalation study in subjects with ADHD. Biopharm Drug Dispos. 2015;36(7):429-39.

30. Potter AS, Newhouse PA, Bucci DJ. Central nicotinic cholinergic systems: a role in the cognitive dysfunction in attention-deficit/hyperactivity disorder? Behav Brain Res. 2006;175(2):201-11.

31. Williams NM, Franke B, Mick E, Anney RJ, Freitag CM, Gill M, et al. Genome-wide analysis of copy number variants in attention deficit hyperactivity disorder: the role of rare variants and duplications at 15q13.3. Am J Psychiatry. 2012;169(2):195-204.

32. Potter AS, Schaubhut G, Shipman M. Targeting the nicotinic cholinergic system to treat attention-deficit/hyperactivity disorder: rationale and progress to date. CNS Drugs. 2014;28(12):1103-13.

33. Fair DA, Bathula D, Nikolas MA, Nigg JT. Distinct neuropsychological subgroups in typically developing youth inform heterogeneity in children with ADHD. Proc Nat Acad Sci U.S.A. 2012;109(17):6769-6774.

34. Coghill DR, Seth S, Matthews K. A comprehensive assessment of memory, delay aversion, timing, inhibition, decision making and variability in attention deficit hyperactivity disorder: advancing beyond the three-pathway models. Psychol Med. 2014;44(9):1989-2001.

35. Douglas VI. Stop, look and listen: the problem of sustained attention and impulse control in hyperactive and normal children. Can J Behav Sci. 1972;4(4):259-282.

36. Sergeant J. The cognitive-energetic model: an empirical approach to attention-deficit hyperactivity disorder. Neurosci Biobehav Rev. 2000;24(1):7-12.

37. Barkley RA. Behavioral inhibition, sustained attention, and executive functions: constructing a unifying theory of ADHD. Psychol Bull. 1997;121(1):65-94.

38. Sonuga-Barke EJ, Houlberg K, Hall M. When is "impulsiveness" not impulsive? The case of hyperactive children's cognitive style. J Child Psychol Psychiatry. 1994;35(7):1247-53.

39. Sonuga-Barke EJ. Psychological heterogeneity in AD/HD--a dual pathway model of behaviour and cognition. Behav Brain Res. 2002;130(1-2):29-36.

40. Durston S, van Belle J, de Zeeuw P. Differentiating frontostriatal and fronto-cerebellar circuits in attention-deficit/hyperactivity disorder. Biol Psychiatry. 2011;69(12):1178-84.

41. Sergeant JA. Modeling attention-deficit/hyperactivity disorder: a critical appraisal of the cognitive-energetic model. Biol Psychiatry. 2005;57(11):1248-55.

42. Logan GD, Cowan WB, Davis KA. On the ability to inhibit simple and choice reaction time responses: a model and a method. J Exp Psychol Hum Percept Perform. 1984;10(2):276-91.

43. Oosterlaan J, Logan GD, Sergeant JA. Response inhibition in AD/HD, CD, comorbid AD/HD + CD, anxious, and control children: a meta-analysis of studies with the stop task. J Child Psychol Psychiatry. 1998;39(3):411-25.

44. Lipszyc J, Schachar R. Inhibitory control and psychopathology: a meta-analysis of studies using the stop signal task. J Int Neuropsychol Soc. 2010;16(6):1064-76.

45. Crosbie J, Arnold P, Paterson A, Swanson J, Dupuis A, Li X, et al. Response inhibition and ADHD traits: correlates and heritability in a community sample. J Abnorm Child Psychol. 2013;41(3):497-507.

46. Chambers CD, Garavan H, Bellgrove MA. Insights into the neural basis of response inhibition from cognitive and clinical neuroscience. Neurosci Biobehav Rev. 2009;33(5):631-46.

47. Hart H, Radua J, Nakao T, Mataix-Cols D, Rubia K. Meta-analysis of functional magnetic resonance imaging studies of inhibition and attention in attention-deficit/hyperactivity disorder: exploring task-specific, stimulant medication, and age effects. JAMA Psychiatry. 2013;70(2):185-98.

48. van Rooij D, Hoekstra PJ, Mennes M, von Rhein D, Thissen AJ, Heslenfeld D, et al. Distinguishing adolescents with ADHD from their unaffected siblings and healthy comparison subjects by neural activation patterns during response inhibition. Am J Psychiatry. 2015;172(7):674-83.

49. Gottesman II, Gould TD. The endophenotype concept in psychiatry: etymology and strategic intentions. Am J Psychiatry. 2003;160(4):636-45.

50. Baddeley AD. Working memory, thought, and action. New York: Oxford University, 2007.

51. Martinussen R, Hayden J, Hogg-Johnson S, Tannock R. A meta-analysis of working memory impairments in children with attention-deficit/hyperactivity disorder. J Am Acad Child Adolesc Psychiatry. 2005;44(4):377-84.

52. Awh E, Jonides J. Overlapping mechanisms of attention and spatial working memory. Trends Cogn Sci. 2001;5(3):119-126.

53. Smith EE, Jonides J, Koeppe RA. Dissociating verbal and spatial working memory using PET. Cereb Cortex. 1996;6(1):11-20.

54. Thomas KM, King SW, Franzen PL, Welsh TF, Berkowitz AL, Noll DC, et al. A developmental functional MRI study of spatial working memory. Neuroimage. 1999;10(3 Pt 1):327-38.

55. Zurowski B, Gostomzyk J, Grön G, Weller R, Schirrmeister H, Neumeier B, et al. Dissociating a common working memory network from different neural substrates of phonological and spatial stimulus processing. Neuroimage. 2002;15(1):45-57.

56. Booth JR, Burman DD, Meyer JR, Lei Z, Trommer BL, Davenport ND, et al. Larger deficits in brain networks for response inhibition than for visual selective attention in attention deficit hyperactivity disorder (ADHD). J Child Psychol Psychiatry. 2005;46(1):94-111.

57. Leung HC, Oh H, Ferri J, Yi Y. Load response functions in the human spatial working memory circuit during location memory updating. Neuroimage. 2007;35(1):368-77.

58. Middleton FA, Strick PL. Basal ganglia and cerebellar loops: motor and cognitive circuits. Brain Res Brain Res Rev. 2000;31(2-3):236-50.

59. Konrad K, Neufang S, Thiel CM, Specht K, Hanisch C, Fan J, et al. Development of attentional networks: an fMRI study with children and adults. Neuroimage. 2005;28(2):429-39.

60. Schweitzer JB, Faber TL, Grafton ST, Tune LE, Hoffman JM, Kilts CD. Alterations in the functional anatomy of working memory in adult attention deficit hyperactivity disorder. Am J Psychiatry. 2000;157(2):278-80.

61. Schweitzer JB, Lee DO, Hanford RB, Zink CF, Ely TD, Tagamets MA, et al. Effect of methylphenidate on executive functioning in adults with attention-deficit/hyperactivity disorder: normalization of behavior but not related brain activity. Biol Psychiatry. 2004;56(8):597-606.

62. Silk T, Vance A, Rinehart N, Egan G, O'Boyle M, Bradshaw JL, et al. Fronto-parietal activation in attention-deficit hyperactivity disorder, combined type: functional magnetic resonance imaging study. Br J Psychiatry. 2005;187:282-3.

63. Vance A, Silk TJ, Casey M, Rinehart NJ, Bradshaw JL, Bellgrove MA, et al. Right parietal dysfunction in children with attention deficit hyperactivity disorder, combined type: a functional MRI study. Mol Psychiatry. 2007;12(9):826-32, 793.

64. Blaukopf CL, DiGirolamo GJ. Reward, context, and human behaviour. ScientificWorldJournal. 2007;7:626-40.

65. Galvan A. Adolescent development of the reward system. Front Hum Neurosci. 2010;4:6.

66. Luman M, Tripp G, Scheres A. Identifying the neurobiology of altered reinforcement sensitivity in ADHD: a review and research agenda. Neurosci Biobehav Rev. 2010;34(5):744-54.

67. Plichta MM, Scheres A. Ventral-striatal responsiveness during reward anticipation in ADHD and its relation to trait impulsivity in the healthy population: a meta-analytic review of the fMRI literature. Neurosci Biobehav Rev. 2014;38:125-34.

68. Paloyelis Y, Mehta MA, Faraone SV, Asherson P, Kuntsi J. Striatal sensitivity during reward processing in attention-deficit/hyperactivity disorder. J Am Acad Child Adolesc Psychiatry. 2012;51(7):722-732.e9.

69. Toplak ME, Tannock R. Time perception: modality and duration effects in attention-deficit/hyperactivity disorder (ADHD). J Abnorm Child Psychol. 2005;33(5):639-54.

70. Tomblin JB, Mueller KL. How can the comorbidity with ADHD aid understanding of language and speech disorders? Top Lang Disord. 2012;32(3):198-206.

71. Fliers EA, Franke B, Lambregts-Rommelse NN, Altink ME, Buschgens CJ, Nijhuis-van der Sanden MW, et al. Undertreatment of motor problems in children with ADHD. Child Adolesc Ment Health. 2009;15(2):85-90.

72. Kuntsi J, Klein C. Intraindividual variability in ADHD and its implications for research of causal links. Curr Top Behav Neurosci. 2012;9:67-91.

73. Tye C, Johnson KA, Kelly SP, Asherson P, Kuntsi J, Ashwood KL, et al. Response time variability under slow and fast-incentive conditions in children with ASD, ADHD and ASD+ADHD. J Child Psychol Psychiatry. 2016;57(12):1414-1423.

74. Frazier TW, Demaree HA, Youngstrom EA. Meta-analysis of intellectual and neuropsychological test performance in attention-deficit/hyperactivity disorder. Neuropsychology. 2004;18(3):543-55.

75. Marquand AF, Wolfers T, Mennes M, Buitelaar J, Beckmann CF. Beyond lumping and splitting: a review of computational approaches for stratifying psychiatric disorders. Biol Psychiatry Cogn Neurosci Neuroimaging. 2016;1(5):433-447.

76. van Hulst BM, de Zeeuw P, Durston S. Distinct neuropsychological profiles within ADHD: a latent class analysis of cognitive control, reward sensitivity and timing. Psychol Med. 2015;45(4):735-45.

77. Mostert JC, Hoogman M, Onnink AMH, van Rooij D, von Rhein D, van Hulzen KJE, et al. Similar Subgroups Based on Cognitive Performance Parse Heterogeneity in Adults With ADHD and Healthy Controls. J Atten Disord. 2018;22(3):281-292.

78. Castellanos FX, Lee PP, Sharp W, Jeffries NO, Greenstein DK, Clasen LS, et al. Developmental trajectories of brain volume abnormalities in children and adolescents with attention-deficit/hyperactivity disorder. JAMA. 2002;288(14):1740-8.

79. Greven CU, Bralten J, Mennes M, O'Dwyer L, van Hulzen KJ, Rommelse N, et al. Developmentally stable whole-brain volume reductions and developmentally sensitive caudate and putamen volume alterations in those with attention-deficit/hyperactivity disorder and their unaffected siblings. JAMA Psychiatry. 2015;72(5):490-9.

80. Hoogman M, Rijpkema M, Janss L, Brunner H, Fernandez G, Buitelaar J, et al. Current self-reported symptoms of attention deficit/hyperactivity disorder are associated with total brain volume in healthy adults. PLoS One. 2012;7(2):e31273.

81. Hoogman M, Bralten J, Hibar DP, Mennes M, Zwiers MP, Schweren LSJ, et al. Subcortical brain volume differences in participants with attention deficit hyperactivity disorder in children and adults: a cross-sectional mega-analysis. Lancet Psychiatry. 2017;4(4):310-319.

82. Rubia K. Neuro-anatomic evidence for the maturational delay hypothesis of ADHD. Proc Natl Acad Sci U S A. 2007;104(50):19663-4.

83. Shaw P, Eckstrand K, Sharp W, Blumenthal J, Lerch JP, Greenstein D, et al. Attention-deficit/hyperactivity disorder is characterized by a delay in cortical maturation. Proc Natl Acad Sci U S A. 2007;104(49):19649-54.

84. Shaw P, Malek M, Watson B, Sharp W, Evans A, Greenstein D. Development of cortical surface area and gyrification in attention-deficit/hyperactivity disorder. Biol Psychiatry. 2012;72(3):191-7.

85. Almeida LG, Ricardo-Garcell J, Prado H, Barajas L, Fernández-Bouzas A, Avila D, et al. Reduced right frontal cortical thickness in children, adolescents and adults with ADHD and its correlation to clinical variables: a cross-sectional study. J Psychiatr Res. 2010;44(16):1214-23.

86. Almeida Montes LG, Prado Alcántara H, Martínez García RB, De La Torre LB, Avila Acosta D, Duarte MG. et al. Brain cortical thickness in ADHD: age, sex, and clinical correlations. J Atten Disord. 2013;17(8):641-54.

87. Faraone SV, Biederman J, Spencer TJ, Aleardi M. Comparing the efficacy of medications for ADHD using meta-analysis. MedGenMed. 2006;8(4):4.

88. Frodl T, Skokauskas N. Meta-analysis of structural MRI studies in children and adults with attention deficit hyperactivity disorder indicates treatment effects. Acta Psychiatr Scand. 2012;125(2):114-26.

89. Shaw P, De Rossi P, Watson B, Wharton A, Greenstein D, Raznahan A, et al. Mapping the development of the basal ganglia in children with attention-deficit/hyperactivity disorder. J Am Acad Child Adolesc Psychiatry. 2014;53(7):780-9.e11.

90. Bralten J, Greven CU, Franke B, Mennes M, Zwiers MP, Rommelse NN, et al. Voxel-based morphometry analysis reveals frontal brain differences in participants with ADHD and their unaffected siblings. J Psychiatry Neurosci. 2016;41(4):272-9.

91. van Ewijk H, Heslenfeld DJ, Zwiers MP, Faraone SV, Luman M, Hartman CA, et al. Different mechanisms of white matter abnormalities in attention-deficit/hyperactivity disorder: a diffusion tensor imaging study. J Am Acad Child Adolesc Psychiatry. 2014;53(7):790-9.e3.

92. Chen L, Hu X, Ouyang L, He N, Liao Y, Liu Q, et al. A systematic review and meta-analysis of tract--based spatial statistics studies regarding attention-deficit/hyperactivity disorder. Neurosci Biobehav Revg. 2016;68:838-847.

93. Raichle ME, MacLeod AM, Snyder AZ, Powers WJ, Gusnard DA, Shulman GL. A default mode of brain function. Proc Natl Acad Sci U S A. 2001;98(2):676-82.

94. Cortese S, Kelly C, Chabernaud C, Proal E, Di Martino A, Milham MP, et al. Toward systems neuroscience of ADHD: a meta-analysis of 55 fMRI studies. Am J Psychiatry. 2012;169(10):1038-55.

95. Fassbender C, Schweitzer JB. Is there evidence for neural compensation in attention deficit hyperactivity disorder? A review of the functional neuroimaging literature. Clin Psychol Rev. 2006;26(4):445-65.

96. Schulz KP, Newcorn JH, Fan J, Tang CY, Halperin JM. Brain activation gradients in ventrolateral prefrontal cortex related to persistence of ADHD in adolescent boys. J Am Acad Child Adolesc Psychiatry. 2005;44(1):47-54.

97. Makris N, Biederman J, Valera EM, Bush G, Kaiser J, Kennedy DN, et al. Cortical thinning of the attention and executive function networks in adults with attention-deficit/hyperactivity disorder. Cereb Cortex. 2007;17(6):1364-75.

98. Mattfeld AT, Gabrieli JD, Biederman J, Spencer T, Brown A, Kotte A, et al. Brain differences between persistent and remitted attention deficit hyperactivity disorder. Brain. 2014;137(Pt 9):2423-8.

99. Francx W, Zwiers MP, Mennes M, Oosterlaan J, Heslenfeld D, Hoekstra PJ, et al. White matter microstructure and developmental improvement of hyperactive/impulsive symptoms in attention-deficit/hyperactivity disorder. J Child Psychol Psychiatry. 2015;56(12):1289-97.

100. Posner J, Park C, Wang Z. Connecting the dots: a review of resting connectivity MRI studies in attention-deficit/hyperactivity disorder. Neuropsychol Rev. 2014;24(1):3-15.

101. Johnstone SJ, Barry RJ, Clarke AR. Ten years on: a follow-up review of ERP research in attention-deficit/hyperactivity disorder. Clin Neurophysiol. 2013;124(4):644-57.

102. Tye C, Rijsdijk F, Greven CU, Kuntsi J, Asherson P, McLoughlin G. Shared genetic influences on ADHD symptoms and very low-frequency EEG activity: a twin study. J Child Psychol Psychiatry. 2012;53(6):706-15.

103. Arns M, Conners CK, Kraemer HC. A decade of EEG theta/beta ratio research in ADHD: a meta-analysis. J Atten Disord. 2013;17(5):374-83.

104. Clarke AR, Barry RJ, Dupuy FE, McCarthy R, Selikowitz M, Heaven PC. Childhood EEG as a predictor of adult attention-deficit/hyperactivity disorder. Clin Neurophysiol. 2011;122(1):73-80.

105. Cheung CH, Rijsdijk F, McLoughlin G, Brandeis D, Banaschewski T, Asherson P, et al. Cognitive and neurophysiological markers of ADHD persistence and remission. Br J Psychiatry. 2016;208(6):548-55.

106. Doehnert M, Brandeis D, Schneider G, Drechsler R, Steinhausen HC. A neurophysiological marker of impaired preparation in an 11-year follow-up study of attention-deficit/hyperactivity disorder (ADHD). J Child Psychol Psychiatry. 2013;54(3):260-70.

107. Michelini G, Kitsune GL, Cheung CH, Brandeis D, Banaschewski T, Asherson P, et al. ADHD remission is linked to better neurophysiological error detection and attention-vigilance processes. Biol Psychiatry. 2016;80(12):923-932.

108. Heinrichs-Graham E, Franzen JD, Knott NL, White ML, Wetzel MW, Wilson TW. Pharmaco-MEG evidence for attention related hyper-connectivity between auditory and prefrontal cortices in ADHD. Psychiatry Res. 2014;221(3):240-5.

109. Wolfers T, Buitelaar JK, Beckmann CF, Franke B, Marquand AF. From estimating activation locality to predicting disorder: A review of pattern recognition for neuroimaging-based psychiatric diagnostics. Neurosci Biobehav Rev. 2015;57:328-49.

110. American Psychiatric Association. Manual diagnóstico e estatístico de transtornos mentais: DSM-5. 5. ed. Porto Alegre: Artmed, 2014.

111. Organização Panamericana da Saúde. CID-10: classificação estatística internacional de doenças e problemas relacionados à saúde. 8. ed. São Paulo: Edusp, 2008.

112. Kapur S, Phillips AG, Insel TR. Why has it taken so long for biological psychiatry to develop clinical tests and what to do about it? Mol Psychiatry. 2012;17(12):1174-9.

113. Wium-Andersen IK, Vinberg M, Kessing LV, McIntyre RS. Personalized medicine in psychiatry. Nord J Psychiatry. 2017;71(1):12-19.

114. Insel T, Cuthbert B, Garvey M, Heinssen R, Pine DS, Quinn K, et al. Research domain criteria (RDoC): toward a new classification framework for research on mental disorders. Am J Psychiatry. 2010;167(7):748-51.

AVALIANDO O **TDAH** AO LONGO DA VIDA

3

Luis Augusto **Rohde**
David **Coghill**
Philip **Asherson**
Tobias **Banaschewski**

O transtorno de déficit de atenção/hiperatividade (TDAH) é um transtorno do neurodesenvolvimento que atinge cerca de 5% das crianças e adolescentes ao redor do mundo.[1] Embora haja uma redução dos sintomas com o passar dos anos (até 65% dos afetados experimentam remissão parcial), apenas 15% das crianças com TDAH apresentam remissão completa, em termos tanto de sintomas como de prejuízo funcional no início da vida adulta, o que o caracteriza como um transtorno crônico.[2] Investigações em adultos sugerem taxa de prevalência em torno de 2,5 a 3%.[3,4]

Trata-se de um transtorno altamente oneroso, que traz importantes prejuízos funcionais, como problemas sociais e de vida familiar, baixa escolaridade e abandono escolar, baixa autoestima, prejuízo no desenvolvimento emocional, problemas ocupacionais e divórcio.[2,4] Além disso, está associado a uma série de outras comorbidades psiquiátricas, sobretudo condições como transtorno de oposição desafiante (TOD), transtorno de ansiedade e dificuldades de aprendizagem em crianças e, na vida adulta, transtornos por uso de substâncias (TUSs), transtornos de ansiedade e do humor. Também prediz uma diversidade de desfechos negativos em longo prazo, como lesões físicas, baixo desempenho acadêmico, acidentes de trânsito, gravidez prematura, doenças sexualmente transmissíveis, comportamento criminoso, entre outros.[2,4]

SISTEMAS DE AVALIAÇÃO E CLASSIFICAÇÃO DIAGNÓSTICA

O diagnóstico de TDAH é estabelecido clinicamente, com base em critérios definidos por sistemas de classificação diagnóstica como o DSM e a CID. As principais características do transtorno são sintomas de desatenção, hiperatividade e impulsividade inapropriados para a fase do desenvolvimento. A CID-11[5] provavelmente irá abandonar a abordagem de critérios operacionais, confiando apenas em uma apresentação de protótipo (https://icd.who.int/).

Os critérios operacionais do DSM-5[6] para TDAH podem ser encontrados no Quadro 3.1. A estrutura dos critérios operacionais pode ser dividida em prefácio seguido dos cinco critérios: lista de sintomas, idade de início, pervasividade, deficiência e situações que poderiam excluir o diagnóstico.

Quadro 3.1
CRITÉRIOS DIAGNÓSTICOS DE TDAH DO DSM-5

A. Um padrão persistente de desatenção e/ou hiperatividade-impulsividade que interfere no funcionamento e no desenvolvimento, conforme caracterizado por (1) e/ou (2):
  1. **Desatenção:** Seis (ou mais) dos seguintes sintomas persistem por pelo menos seis meses em um grau que é inconsistente com o nível do desenvolvimento e têm impacto negativo diretamente nas atividades sociais e acadêmicas/profissionais:
  Nota: Os sintomas não são apenas uma manifestação de comportamento opositor, desafio, hostilidade ou dificuldade para compreender tarefas ou instruções. Para adolescentes mais velhos e adultos (17 anos ou mais), pelo menos cinco sintomas são necessários.
   a. Frequentemente não presta atenção em detalhes ou comete erros por descuido em tarefas escolares, no trabalho ou durante outras atividades (p. ex., negligencia ou deixa passar detalhes, o trabalho é impreciso).
   b. Frequentemente tem dificuldade de manter a atenção em tarefas ou atividades lúdicas (p. ex., dificuldade de manter o foco durante aulas, conversas ou leituras prolongadas).
   c. Frequentemente parece não escutar quando alguém lhe dirige a palavra diretamente (p. ex., parece estar com a cabeça longe, mesmo na ausência de qualquer distração óbvia).
   d. Frequentemente não segue instruções até o fim e não consegue terminar trabalhos escolares, tarefas ou deveres no local de trabalho (p. ex., começa as tarefas, mas rapidamente perde o foco e facilmente perde o rumo).
   e. Frequentemente tem dificuldade para organizar tarefas e atividades (p. ex., dificuldade em gerenciar tarefas sequenciais; dificuldade em manter materiais e objetos pessoais em ordem; trabalho desorganizado e desleixado; mau gerenciamento do tempo; dificuldade em cumprir prazos).

→

Quadro 3.1
CRITÉRIOS DIAGNÓSTICOS DE TDAH DO DSM-5

    f. Frequentemente evita, não gosta ou reluta em se envolver em tarefas que exijam esforço mental prolongado (p. ex., trabalhos escolares ou lições de casa; para adolescentes mais velhos e adultos, preparo de relatórios, preenchimento de formulários, revisão de trabalhos longos).
    g. Frequentemente perde coisas necessárias para tarefas ou atividades (p. ex., materiais escolares, lápis, livros, instrumentos, carteiras, chaves, documentos, óculos, celular).
    h. Com frequência é facilmente distraído por estímulos externos (para adolescentes mais velhos e adultos, pode incluir pensamentos não relacionados).
    i. Com frequência é esquecido em relação a atividades cotidianas (p. ex., realizar tarefas, obrigações; para adolescentes mais velhos e adultos, retornar ligações, pagar contas, manter horários agendados).
2. **Hiperatividade e impulsividade:** Seis (ou mais) dos seguintes sintomas persistem por pelo menos seis meses em um grau que é inconsistente com o nível do desenvolvimento e têm impacto negativo diretamente nas atividades sociais e acadêmicas/profissionais:
Nota: Os sintomas não são apenas uma manifestação de comportamento opositor, desafio, hostilidade ou dificuldade para compreender tarefas ou instruções. Para adolescentes mais velhos e adultos (17 anos ou mais), pelo menos cinco sintomas são necessários.
    a. Frequentemente remexe ou batuca as mãos ou os pés ou se contorce na cadeira.
    b. Frequentemente levanta da cadeira em situações em que se espera que permaneça sentado (p. ex., sai do seu lugar em sala de aula, no escritório ou em outro local de trabalho ou em outras situações que exijam que se permaneça em um mesmo lugar).
    c. Frequentemente corre ou sobe nas coisas em situações em que isso é inapropriado. (**Nota:** Em adolescentes ou adultos, pode se limitar a sensações de inquietude.)
    d. Com frequência é incapaz de brincar ou se envolver em atividades de lazer calmamente.
    e. Com frequência "não para", agindo como se estivesse "com o motor ligado" (p. ex., não consegue ou se sente desconfortável em ficar parado por muito tempo, como em restaurantes, reuniões; outros podem ver o indivíduo como inquieto ou difícil de acompanhar).
    f. Frequentemente fala demais.
    g. Frequentemente deixa escapar uma resposta antes que a pergunta tenha sido concluída (p. ex., termina frases dos outros, não consegue aguardar a vez de falar).
    h. Frequentemente tem dificuldade para esperar a sua vez (p. ex., aguardar em uma fila).
    i. Frequentemente interrompe ou se intromete (p. ex., mete-se nas conversas, jogos ou atividades; pode começar a usar as coisas de outras pessoas sem pedir ou receber permissão; para adolescentes e adultos, pode intrometer-se em ou assumir o controle sobre o que outros estão fazendo).

Quadro 3.1
CRITÉRIOS DIAGNÓSTICOS DE TDAH DO DSM-5

B. Vários sintomas de desatenção ou hiperatividade-impulsividade estavam presentes antes dos 12 anos de idade.
C. Vários sintomas de desatenção ou hiperatividade-impulsividade estão presentes em dois ou mais ambientes (p. ex., em casa, na escola, no trabalho; com amigos ou parentes; em outras atividades).
D. Há evidências claras de que os sintomas interferem no funcionamento social, acadêmico ou profissional ou de que reduzem sua qualidade.
E. Os sintomas não ocorrem exclusivamente durante o curso de esquizofrenia ou outro transtorno psicótico e não são mais bem explicados por outro transtorno mental (p. ex., transtorno do humor, transtorno de ansiedade, transtorno dissociativo, transtorno da personalidade, intoxicação ou abstinência de substância).

Determinar o subtipo:

314.01 (F90.2) Apresentação combinada: Se tanto o Critério A1 (desatenção) quanto o Critério A2 (hiperatividade-impulsividade) são preenchidos nos últimos 6 meses.
314.00 (F90.0) Apresentação predominantemente desatenta: Se o Critério A1 (desatenção) é preenchido, mas o Critério A2 (hiperatividade-impulsividade) não é preenchido nos últimos 6 meses.
314.01 (F90.1) Apresentação predominantemente hiperativa/impulsiva: Se o Critério A2 (hiperatividade-impulsividade) é preenchido, e o Critério A1 (desatenção) não é preenchido nos últimos 6 meses.

Fonte: American Psychiatry Association.[6]

O PREFÁCIO

Os elementos-chave aqui são: (a) padrão persistente de sintomas; (b) os sintomas interferem ou reduzem a qualidade do funcionamento ou desenvolvimento; (c) sintomas inconsistentes com o estágio de desenvolvimento e não sendo meramente uma manifestação de deficiência intelectual ou sintomas de TOD; (d) um limiar de sintomas mais baixo para diagnosticar TDAH em adultos (abordado na próxima seção – Lista de sintomas).

O DSM-5 requer um padrão persistente de sintomas para que se faça o diagnóstico de TDAH. É sugerida uma duração específica de pelo menos 6 meses, porém este não é um critério baseado em evidências. Não temos conhecimento de estudos que abordem a validade desse critério (ou seja, se o limite para definir a persistência poderia ser igual a 1, 3, 6, 12 meses ou mais). No entanto, a razão do critério se baseia em dados de pesquisa que sugerem vulnerabilidade biológica estável do transtorno e no reconhecimento de que seus sintomas cardinais são inespecíficos e podem surgir como uma resposta de curto prazo a estressores ambientais, como problemas familiares ou demandas de ensino superior. Portanto, os clínicos devem discutir cuidadosamente cada sintoma com os pacientes e suas famílias, considerando apenas aqueles que frequentemente estão presentes em suas vidas diárias. Essa é a razão pela qual diferentes versões do DSM sempre mantiveram a palavra "frequentemente" na frente de cada um dos 18 sintomas. A falha em estabelecer um entendimento comum com a família sobre uma definição culturalmente aceitável daquilo que é considerado frequente torna impossível determinar o padrão de persistência de sintomas solicitado no DSM-5.[7]

Os sintomas devem ser inconsistentes em relação ao estágio de desenvolvimento do indivíduo sob avaliação. Pesquisas anteriores identificam claramente o TDAH como um transtorno dimensional. Assim, os clínicos são confrontados com a difícil tarefa de definir os limites do que vem a ser um comportamento típico para um indivíduo e quando um limiar patológico foi transposto. Nesse cenário, o conhecimento extensivo sobre o desenvolvimento humano normal é crucial para diagnosticar o TDAH. Por exemplo, a falta de conhecimento sobre os níveis aceitáveis (ou seja, faixa normal) de hiperatividade e impulsividade de um pré-escolar pode influenciar a avaliação de um diagnóstico falso-positivo.[7]

O DSM-5 também introduziu um novo requisito no prefácio: os sintomas não devem ser mais bem explicados por deficiências intelectuais ou sintomas de TOD. É clinicamente importante investigar, por exemplo, se a dificuldade persistente em seguir instruções deve-se à desatenção ou é derivada da oposição ou da dificuldade em compreender os comandos devido a um certo nível de deficiência intelectual.

CRITÉRIO A - LISTA DE SINTOMAS

No DSM-5, a lista de sintomas de TDAH está organizada em duas dimensões – domínios desatento e hiperativo/impulsivo – com base na literatura anterior, que sustentou um construto bidimensional para o transtorno.[2,7] Nove sintomas são descritos para cada uma das dimensões. A lista dos nove sintomas de desatenção e dos nove sintomas de hiperatividade/impulsividade foi derivada dos estudos sobre TDAH do DSM-IV. É importante notar que esses testes de campo incluíam predominantemente crianças em idade escolar apenas dos Estados Unidos. Dessa forma, há certo nível de incerteza sobre o seu poder diagnóstico para capturar a construção latente do transtorno em diferentes culturas e em outras faixas etárias (como pré-escolares e adultos). De fato, essa é uma das principais críticas à classificação do DSM, ou seja, a falta de uma perspectiva de desenvolvimento sensível. Há achados convergentes sugerindo diferentes trajetórias para sintomas de desatenção e hiperatividade/impulsividade ao longo do ciclo da vida, tanto em amostras clínicas como em amostras comunitárias.

Em relação a isso, o DSM-5, pela primeira vez, propôs um limiar sintomático diferente para o diagnóstico de TDAH em adultos. Enquanto o limiar foi mantido

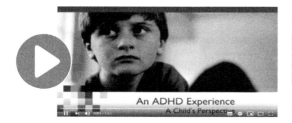

Acesse

https://www.youtube.com/watch?v=w4t4JFKDD6s

em seis ou mais sintomas em uma ou ambas as dimensões para crianças, como no DSM-IV, um limiar mais baixo (cinco sintomas ou mais) foi aceito para adultos. Essa decisão reflete pesquisas anteriores demonstrando que adultos apresentam comprometimento significativo mesmo com menor número de sintomas.[4,7] Novamente, o desempenho desses diferentes limiares sintomáticos em diferentes culturas não foi bem testado.

CRITÉRIO B – IDADE DE INÍCIO

O TDAH tem sido tradicionalmente conceituado como um transtorno do neurodesenvolvimento. Assim, não surpreende que a idade de início na primeira infância tenha emergido como um elemento-chave nos critérios diagnósticos do transtorno. Nas últimas quatro décadas, especialistas por trás dos manuais de diagnóstico têm lutado contra a falta de evidências para definir um limiar preciso para a idade cronológica a partir da qual os sintomas não são considerados como parte da síndrome do TDAH.[2,4,7] Baseado apenas na sabedoria clínica, o DSM-III[8] introduziu o critério B de TDAH, que exigia que os sintomas estivessem presentes antes dos 7 anos de idade, e o DSM-IV-TR[9] acrescentou que o comprometimento também deveria estar presente nessa mesma idade.

Vários estudos já contestaram a utilidade e a validade de tal critério. O comitê científico do DSM-5 decidiu por alterá-lo, exigindo a presença dos sintomas antes dos 12 anos de idade, com base na evidência de que esse limiar capturaria quase todos os casos apresentados na infância, sem aumentar significativamente a taxa de prevalência. Entretanto, evidências recentes sugerem que o aumento nas taxas de prevalência do transtorno com essa modificação no critério de idade de início pode não ser tão insignificante como se pensava anteriormente.[10]

É importante observar que o DSM-5 especifica que o critério da idade de início se refere aos sintomas e não necessariamente ao comprometimento (como foi o caso do DSM-IV). A razão para isso é que o TDAH é um transtorno altamente comórbido em contextos clínicos, e a identificação da fonte que causa o prejuízo e da idade de seu início é, na melhor das hipóteses, difícil e frequentemente inviável.

O prejuízo pode surgir mais tarde na vida, quando, por exemplo, o suporte parental não está mais disponível. Mais recentemente, vários estudos com amostras populacionais desafiaram o limiar de idade de início aos 12 anos, sugerindo a possibilidade de um número substancial de casos de TDAH ter início tardio, após essa idade. Essa ainda é uma área controversa, sendo claramente necessárias mais pesquisas.[11]

CRITÉRIO C – PERVASIVIDADE

O DSM-5 exige que vários sintomas de TDAH estejam presentes em pelo menos dois ambientes diferentes. A lógica por trás desse critério é evitar o diagnóstico nos casos em que os sintomas se manifestam em apenas um ambiente devido a fatores desencadeantes específicos (p. ex., sintomas de TDAH apenas em casa devido a conflitos familiares graves ou sintomas de TDAH apenas presentes na escola decorrentes de demandas excessivas). No entanto, o TDAH é um dos poucos transtornos do DSM-5 que exigem sintomas em múltiplos contextos, e poucos estudos testaram a validade desse critério.

Como apontado por Willcutt,[12] a presença de sintomas em diferentes contextos é tipicamente baseada em avaliações de dois adultos diferentes. Como as correlações para os sintomas de TDAH entre os avaliadores são de baixa a média magnitude, a falta de concordância sobre a presença de sintomas pode simplesmente refletir um erro de medição e não necessariamente uma verdadeira ausência de sintomas nos diferentes ambientes. Além disso, algumas crianças podem apresentar, em determinado momento, comprometimento em apenas um ambiente, mas prejuízo em vários contextos em momentos posteriores do desenvolvimento, quando enfrentam demandas acadêmicas e sociais mais desafiadoras. No entanto, é provável que algumas crianças que preenchem os critérios de sintomas para o TDAH apresentem comprometimento significativo realmente restrito a um ambiente. Esse padrão pode ser comum sobretudo em grupos com apresentação predominantemente desatenta de TDAH, porque essa apresentação sintomática está mais fortemente associada a dificuldades nos domínios acadêmicos, as quais podem ser mais evidentes na escola. Embora a redução de diagnósticos falso-positivos seja uma meta a ser buscada, não está claro por que a intervenção não seria fornecida a uma criança que preenche todos os demais critérios para TDAH, mas cujos sintomas significativos são apresentados em apenas um ambiente.

CRITÉRIO D – PREJUÍZO

Houve um forte debate durante o desenvolvimento do DSM-5 em torno da validade de se incluir o quesito prejuízo como critério na definição nosológica de transtornos. Nas demais áreas da medicina, o prejuízo é mais frequentemente incorporado ao prognóstico do que na definição básica de distúrbios. Além disso, o TDAH, como mencionado, é um transtorno altamente comórbido tanto em amostras clínicas como em amostras comunitárias. Esse perfil representa uma dificuldade especial na hora de os clínicos determinarem se o comprometimento vem do TDAH ou de suas frequentes comorbidades.[7]

Apesar desse debate, o DSM-5 manteve o critério D, enfatizando a necessidade da clara interferência dos sintomas no funcionamento. De fato, como o TDAH é conceituado como um transtorno dimensional (ou seja, os sintomas refletem um traço dimensional na população), a não incorporação da interferência dos sintomas no funcionamento como parte dos critérios diagnósticos do transtorno resultaria em um aumento substancial nas taxas de prevalência.

CRITÉRIOS E – CRITÉRIOS DE EXCLUSÃO

Embora o TDAH continue a ser excluído quando sintomas de desatenção ou hiperatividade/impulsividade ocorrem apenas durante o curso de um transtorno com maior hierarquia diagnóstica (p. ex., psicose) ou quando esses sintomas são mais bem explicados por outro transtorno (p. ex., transtornos do humor, de ansiedade ou TUS), a exclusão do diagnóstico na presença de transtorno do espectro autista (TEA) foi removida.

A literatura não traz nenhuma evidência que suporte a exclusão de um diagnóstico de TDAH na presença de TEA. De fato, evidências substanciais mostraram que eles frequentemente coexistem, mas nem sempre, e que a presença de sintomas de TDAH em pacientes com TEA confere correlatos clínicos distintos daqueles com TEA puro. Além disso, os medicamentos estimulantes podem tratar com sucesso os sintomas de TDAH em pacientes com TEA, reafirmando a pertinência clínica do diagnóstico independente desses transtornos.[7]

Uma questão final sobre o diagnóstico de TDAH no DSM-5 é a caracterização da apresentação atual com base na distribuição de sintomas de desatenção e/ou de hiperatividade/impulsividade. As três apresentações possíveis são:

- predominantemente desatento
- predominantemente hiperativo/impulsivo
- combinado

Willcutt e colaboradores[13] conduziram uma extensa metanálise avaliando a validade dos subtipos de TDAH. A ausência de grandes diferenças neuropsicológicas entre os dois tipos mais frequentes (tipos predominantemente desatento e combinado) e a falta de estabilidade no desenvolvimento dos tipos de TDAH sustentaram a decisão do DSM-5 de mudar a nomenclatura de "tipos de TDAH" para "apresentação atual do TDAH". Enquanto a palavra "apresentação" denota o *status* da avaliação clínica presente, "tipos" denota uma condição mais estável. A atual apresentação do TDAH pode ter algumas implicações nosológicas. Ela pode depender da natureza da amostra avaliada (p. ex., apresentação desatenta é mais comum em amostras não clínicas, enquanto apresentação combinada é mais frequente em amostras clínicas de crianças), do sexo (p. ex., apresentação desatenta é mais comum em mulheres) e do estágio de desenvolvimento (veja a seguir).[2]

AVALIAÇÃO CLÍNICA DE ACORDO COM O ESTÁGIO DE DESENVOLVIMENTO

O aspecto desenvolvimental do TDAH deve ser levado em consideração ao se caracterizar a apresentação clínica.

A validade do TDAH em pré-escolares tem sido uma área de particular controvérsia na literatura, pois, embora haja evidências crescentes de que ele constitui um diagnóstico válido antes mesmo dos 6 anos de idade, há vários desafios em se fazer um diagnóstico durante esse período do desenvolvimento. Por exemplo, as dificuldades associadas à realização de observações em vários ambientes para crianças que não frequentam a pré-escola – e a subsequente falta de informações sobre a pervasividade dos sintomas. Além disso, a hiperatividade e a impulsividade são muito mais proeminentes nesse estágio, e a falta de atenção pode não ser tão evidente devido à menor demanda ambiental da criança. Assim, não surpreende que a apresentação predominantemente hiperativa/impulsiva do TDAH seja a mais frequente em pré-escolares.

Vários estudos mostraram, contudo, que os critérios atualmente disponíveis identificam de forma confiável o TDAH em crianças a partir dos 3 anos de idade e que esses indivíduos apresentam comprometimento clinicamente significativo em todos os relacionamentos e ambientes.[14]

Enquanto a combinação de sintomas de desatenção e de hiperatividade/impulsividade é a apresentação mais comum em amostras clínicas durante a idade escolar, os sintomas de desatenção são mais prevalentes em amostras não clínicas. Ainda é controverso se isso representa um efeito da origem da amostra ou do sexo dos indivíduos (p. ex., mais meninos são levados à avaliação e apresentam mais sintomas combinados, enquanto as meninas apresentam sintomas de desatenção mais proeminentes). Outro aspecto importante é que o TDAH em crianças em idade escolar está associado a taxas muito altas de comorbidades psiquiátricas, incluindo transtornos da aprendizagem. Até 70% dos casos de amostras clínicas apresentam uma ou mais comorbidades.[2,14] Ao avaliar o TDAH em crianças em idade escolar, é importante lembrar que seus sintomas podem não ser reconhecidos durante a consulta, já que a criança está em um ambiente muito artificial e com poucas pessoas na sala, em uma situação em que a ansiedade de desempenho pode fazer com que não apresente seu comportamento típico. Além disso, as crianças em idade escolar com TDAH podem se concentrar bem durante as atividades um a um, sobretudo quando altamente motivadas, quando a situação é nova ou associada a recompensas. Assim, os pais frequentemente relatam que duvidam do diagnóstico, uma vez que seu filho/filha pode permanecer por horas jogando *videogame* ou por horas em mídias sociais. A explicação desse aparente paradoxo para as famílias é essencial no processo de psicoeducação do TDAH (ver capítulo "Conversando sobre TDAH com pacientes e suas famílias").

Estudos também documentaram a validade do diagnóstico de TDAH entre adolescentes mais velhos e adultos jovens. Apesar do declínio dos sintomas observado com o aumento da idade, uma proporção substancial de indivíduos continua a apresentar sintomas clinicamente relevantes à medida que se inicia a vida adulta. A redução dos sintomas de hiperatividade/impulsividade é mais significativa do que a dos sintomas de desatenção (remissão em 70 vs. 40% dos indivíduos, respectivamente).[4] Assim, a apresentação mais frequente encontrada em adultos é o TDAH com sintomas predominantemente desatentos. A falha das descrições dos sintomas (sobretudo os de hiperatividade/impulsividade) para capturar manifestações clínicas específicas focadas no desenvolvimento do adulto é um dos desafios na caracterização do transtorno em indivíduos mais velhos. Há também dificuldades associadas à avaliação retrospectiva da presença de sintomas na infância.[15] Além disso, o quadro clínico em adultos também pode ser caracterizado por sintomas relacionados a disfunções executivas e impulsividade emocional. Como adultos podem apresentar comprometimento substancial mesmo com menor número de sintomas em qualquer uma das duas dimensões (desatenção e/ou hiperatividade/impulsividade), foi proposto pelo DSM-5 um menor limiar de sintomas para seu diagnóstico. Considerando a falta de confiabilidade para avaliar os sintomas do transtorno na infância de forma retrospectiva em adultos e os achados recentes sugerindo uma considerável prevalência de casos de início tardio em indivíduos adultos em amostras populacionais,[7] os clínicos, ao avaliar TDAH em adultos, devem dar mais ênfase a uma caracterização cuidadosa do perfil de sintomas, ao curso crônico sustentado e ao nível de comprometimento associado aos sintomas do transtorno, bem como a descartar outras condições que melhor expliquem os sintomas atuais de desatenção, impulsividade e déficit executivo.

Também é importante reconhecer que os sintomas principais de TDAH podem ter uma "aparência" diferente na vida adulta. Assim, a hiperatividade em adultos geralmente se manifesta como inquietação ou agitação interna, uma sensação de inquietação contínua, de não ser capaz de relaxar adequadamente ou de precisar de álcool ou drogas para relaxar ou dormir. A hiperatividade pode, em curto prazo, ser compensada por constantemente realizar atividades esportivas ou constantemente procurar algo para fazer. A hiperatividade, por vezes, também se manifesta em conversas excessivas, incapacidade de parar de falar ou de manter atividades ou sacudir-se sem parar. O TDAH também é descrito como "o freio está desligado", referido por muitos pacientes com hiperatividade.[16]

Não é incomum, na idade adulta, que os problemas de atenção e de impulsividade sejam mais proeminentes do que os de hiperatividade. Um sintoma muito proeminente, por exemplo, é sentir-se rapidamente impaciente ou irritado ao aguardar em filas ou ficar em engarrafamentos. Comportamentos impulsivos, como agir sem pensar ou deixar escapar coisas, gastar muito dinheiro ou rápido demais, executar planos imediatamente, renunciar a empregos intempestivamente, iniciar relacionamentos de forma súbita e não conseguir adiar a satisfação das necessidades, podem se manifestar. Tais comportamentos geralmente afetam relacionamentos com outras pessoas e com empregadores, bem como impactam a situação financeira da pessoa. Compulsões impulsivas também ocorrem com frequência, muitas vezes para combater a inquietação ou a incapacidade de adiar a satisfação das necessidades. Compulsão alimentar pode explicar por que os adultos com TDAH geralmente sofrem com o excesso de peso.[16]

Intimamente relacionado à impulsividade está o fenômeno da "busca de sensações", "busca de novidades" ou "busca de excitação", que se manifesta como a necessidade e a procura por novos estímulos, diversidade, prazer e mudança constante. Exemplos concretos são dirigir rápido demais, assumir riscos no trânsito e em contatos sexuais, iniciar muitas discussões, buscar ou criar um ambiente com muita excitação e diversidade, muitas vezes mudando de localização, emprego ou parceiro(a). É concebível que pessoas que precisam de excitação e prazer escolham profissões que atendam a essa necessidade (p. ex., jornalismo, livre iniciativa ou um trabalho que envolva muitas viagens).[16]

Há também no TDAH uma forma de superconcentração ou "hiperfoco", em que a extensão na qual alguém pode ficar sem se distrair é problemática. Esse fenômeno ocorre, sobretudo, durante atividades que o paciente acha muito interessantes, como usar o computador ou conversar na internet. Com isso, pode concentrar-se por horas a fio de maneira muito focada, sem interrupção. Isso possivelmente se deva, sobretudo, ao ambiente "recompensador" dinâmico da internet ou dos jogos, que prendem a atenção e estimulam o hiperfoco. O TDAH pode, portanto, andar de mãos dadas com o déficit de atenção e a superconcentração periódica, e, portanto, ser visto como um distúrbio de desregulação da atenção (em vez de déficit). Com o transtorno há uma incapacidade de se concentrar e dividir a atenção no momento certo. O problema não é que um paciente com TDAH não possa se concentrar, mas o fato de não conseguir empregar sua capacidade de concentração no momento adequado.[16]

O PAPEL DAS FONTES DE INFORMAÇÃO

Dados extensos da literatura demonstram baixos níveis de concordância entre pais e professores sobre a sintomatologia do TDAH em crianças,[2] bem como documentam dados divergentes sobre a concordância entre informações de autorrelato e as de coinformantes sobre sintomas de TDAH em adultos.[4] No entanto, nenhuma orientação foi fornecida em qualquer versão do DSM sobre como combinar dados de diferentes fontes de informação durante o processo diagnóstico, há apenas uma sugestão mais geral no texto (não nos critérios) de que a avaliação deve ser a mais abrangente possível, incluindo, sempre que viável, dados de professores.[14]

Discrepâncias entre as diversas fontes e relatos são comuns. Isso pode ocorrer porque a criança se comporta de maneira diferente em diferentes contextos ou enfrenta diferentes dificuldades conforme o ambiente, mas também pode se dever ao fato de pessoas diferentes, com visões, perspectivas e laços diversos com as crianças, fornecerem suas descrições.[14] Embora os estudos ainda não consigam nos informar sobre como combinar dados de várias fontes de informação e como avaliar diferentes perspectivas, a prática clínica indica que:

A a abordagem diagnóstica de melhor estimativa deve contar com uma avaliação abrangente de todas as fontes disponíveis;
B alguns informantes podem estar em melhor posição que outros para detectar alguns tipos de sintomas.

Professores do ensino fundamental, por exemplo, têm a vantagem de conhecer bem o comportamento normativo para o grupo etário e de passar muito tempo com as crianças durante atividades que não são fortemente motivadas. Assim, podem estar em boa posição para detectar tanto os sintomas de hiperatividade/impulsividade quanto os de desatenção. Por sua vez, professores do ensino médio podem passar apenas algumas horas por semana com os alunos e não detectar os sintomas que não perturbam as aulas, como sintomas de desatenção e de funcionamento executivo.

É fundamental, também, incluir a criança ou o jovem no processo de sua própria avaliação, independentemente de sua capacidade de descrever com precisão seus sintomas. É essencial, pelo menos, verificar sua perspectiva sobre como se sentem. Aspectos importantes incluem:

- Como sentem que os sintomas atrapalham suas vidas?
- Como são sua autoestima e sua qualidade de vida?
- Como se sentem em relação a seus relacionamentos com irmãos e colegas e com pais e outros adultos importantes?

O TDAH COMO UM TRANSTORNO HETEROGÊNEO

Vale ressaltar que crianças com TDAH variam significativamente entre si. Assim como outros transtornos psiquiátricos, o TDAH é altamente heterogêneo no que diz respeito a aspectos como perfis de sintomas, perfis neuropsicológicos, características neurobiológicas e genéticas.

Um aspecto da heterogeneidade do TDAH está relacionado a sua apresentação clínica. Um diagnóstico de transtorno mental, de acordo com os manuais diagnósticos, pode ser atribuído a partir de diferentes combinações de critérios listados em relação a um mesmo transtorno. No caso do TDAH, seis sintomas, em qualquer um de seus dois domínios, são necessários para que um indivíduo atenda aos critérios diagnósticos durante a infância ou adolescência. Como os critérios são subdivididos em domínios de sintomas (desatenção e hiperatividade/impulsividade), é possível que dois indivíduos diagnosticados com o transtorno não tenham o mesmo grupo de sintomas. A classificação do diagnóstico de TDAH em relação a sua apresentação atual (predominantemente desatento, hiperativo-impulsivo e tipos combinados) é uma tentativa de lidar com a heterogeneidade de suas apresentações clínicas. Mesmo assim, dois indivíduos com a mesma apresentação atual de TDAH podem, algumas vezes, ser semelhantes em apenas três sintomas. Isso mostra a capacidade limitada dos critérios diagnósticos clínicos atuais para definir populações homogêneas, o que pode ser uma das razões pelas quais a ciência ainda não obteve sucesso em encontrar marcadores biológicos de TDAH.[14]

Outra faceta da heterogeneidade do TDAH é sua heterogeneidade neuropsicológica. O TDAH tem se mostrado associado a várias deficiências neuropsicológicas. Estudos descobriram que, em comparação com controles, em média, indivíduos com TDAH têm pior desempenho em várias funções, incluindo: inibição, memória de trabalho, alcance da memória, velocidade de processamento, excitação, processamento de informação temporal, variabilidade de resposta; bem como prejuízos nos processos motivacionais.[2,4] No entanto, os prejuízos neuropsicológicos têm graus de efeito moderados, sendo que nem todos os indivíduos com o transtorno irão apresentar essas disfunções, e indivíduos diferentes têm um perfil único de tais déficits. Coghill e colaboradores[17] avaliaram seis domínios neuropsicológicos – controle inibitório, memória, aversão ao atraso, tomada de decisão, processamento temporal e variabilidade de respostas – e encontraram que, em comparação com crianças saudáveis, aquelas com TDAH apresentaram desempenho ruim em todos os domínios. No entanto, apenas 75% desses indivíduos apresentaram algum déficit, nenhum apresentou déficit em todos os domínios e apenas 10% apresentaram déficits em quatro ou mais domínios. Tais resultados sugerem que esses domínios são relativamente independentes entre si e reforçam a ideia da existência de múltiplas vias relacionadas com o TDAH. Esses achados também apoiam a visão de que o TDAH é uma condição heterogênea tanto no nível de funcionamento neuropsicológico como em relação a sintomas clínicos e prejuízos funcionais, provavelmente refletindo a heterogeneidade de sua etiologia.

A RELEVÂNCIA DAS COMORBIDADES

Indivíduos com TDAH apresentam alta taxa de comorbidades com outros transtornos psiquiátricos (70 a 80% dos indivíduos afetados têm pelo menos um outro transtorno). O perfil das comorbidades varia ao longo de cada ciclo da vida.[18] Entre as mais comuns, as crianças devem ser avaliadas rotineiramente para: TOD, transtornos da aprendizagem, transtorno de desenvolvimento da coordenação, transtornos da linguagem, deficiência intelectual, transtornos depressivos, transtornos de ansiedade, transtornos de tiques, enurese, transtorno da conduta (TC) e TEA. Embora a taxa exata de comorbidade com cada um desses diagnósticos varie consideravelmente em diferentes estudos, dependendo da origem da amostra (p. ex., clínica ou comunitária), uma metanálise de 21 estudos populacionais com ambos os sexos descobriu que crianças com TDAH apresentavam, em comparação com os pares sem o transtorno, mais de 10 vezes a chance de ter TC ou TOD, eram mais de cinco vezes mais propensas a ter depressão e três vezes mais de ter um transtorno de ansiedade. Outra metanálise avaliou a comorbidade especificamente em crianças do sexo feminino. Os principais achados sugerem que as meninas com TDAH frequentemente exibem comorbidades externalizantes e internalizantes, assim como os meninos. Além disso, o padrão de comorbidade não pareceu ser muito diferente entre meninas e meninos.[19]

Em adolescentes e adultos, outras comorbidades também são relevantes clinicamente, incluindo: transtornos alimentares, TUSs, transtornos bipolares e transtornos da personalidade. Esse perfil de comorbidades dificulta a avaliação diagnóstica e o diagnóstico diferencial.[16,20,21]

A literatura recente documentou que os indivíduos também apresentam alta taxa de comorbidade com distúrbios clínicos, como obesidade, asma e atopias, epilepsia e diabetes. Os mecanismos exatos que explicam esses perfis de comorbidade ainda não são bem compreendidos, mas podem estar relacionados a desregulações do sistema imune e inflamatório.[22]

Clinicamente, algumas questões precisam ser destacadas:

1 a comorbidade com TOD é de longe a mais comum em amostras de crianças e adolescentes. Assim, a investigação clínica de TOD é obrigatória quando há um diagnóstico positivo de TDAH;
2 a presença de algumas comorbidades, como TC, aumenta a chance de outras comorbidades sequenciais, como os TUSs. Assim, os clínicos que avaliam adolescentes que apresentam TDAH junto com TC devem dar atenção especial à avaliação dos TUSs;
3 algumas das comorbidades podem refletir um diagnóstico concomitante ao TDAH (p. ex., TUSs, transtorno de ansiedade generalizada [TAG], depressão) ou podem ser um diagnóstico diferencial (p. ex., quando um adulto com

depressão maior recorrente apresenta apenas sintomas de desatenção e déficits de funcionamento executivo durante a fase ativa do transtorno do humor). Assim, os clínicos devem avaliar cuidadosamente se os sintomas do transtorno associado explicam o fenótipo do TDAH ou ocorrem simultaneamente e interagem com esse fenótipo, tornando o fenótipo final ainda mais complexo. Nessas situações, é importante perguntar aos pacientes se os principais sintomas de TDAH ocorrem apenas na presença dos sintomas do transtorno concomitante ou independentemente deles. Por exemplo, pode ser clinicamente relevante em um paciente com TDAH e TAG tentar caracterizar se a dificuldade em prestar atenção na aula ou no trabalho está relacionada apenas a preocupações e pensamentos disfuncionais associados ao desempenho ou se a desatenção também ocorre em momentos sem ansiedade e tensão.

ABORDAGENS DIAGNÓSTICAS AUXILIARES

Como em todas as demais condições psiquiátricas, não há um exame complementar ou biomarcador com valor preditivo positivo ou negativo suficiente para o diagnóstico de TDAH.[2,4,21]

Alguns testes podem ser relevantes e valiosos para descrever as qualidades cognitivas fortes e fracas de um indivíduo, mas eles não precisam ser realizados rotineiramente. Nos casos em que há dúvidas sobre o comprometimento intelectual de um jovem, potenciais transtornos da aprendizagem ou déficits graves de funcionamento executivo, testes neuropsicológicos adicionais podem ser necessários. Seja por meio de teste completo de inteligência ou – quando o tempo e os recursos são escassos – uma versão abreviada, deve-se avaliar quando houver dúvidas sobre o progresso da aprendizagem ou sobre o ajuste em sala de aula.[18]

Não há evidências de que exames de neuroimagem (p. ex., RM, SPECT, PET) ou eletroencefalograma (EEGs) devam fazer parte da avaliação clínica de rotina do transtorno, embora possam ser úteis para o diagnóstico diferencial em casos muito específicos. Novamente, o TDAH, assim como todos os outros transtornos mentais, é um transtorno cujo diagnóstico depende exclusivamente da avaliação clínica.[2,4]

É apropriado e útil que os clínicos sejam treinados na aplicação e na interpretação das escalas comumente utilizadas no TDAH. Embora existam vários instrumentos diferentes, damos preferência àqueles que são de acesso aberto. Para crianças e adolescentes, uma opção é a escala SNAP-IV (Swanson[23] – versão 4). Embora existam algumas controvérsias sobre suas propriedades psicométricas em amostras populacionais, essa escala é útil para os clínicos a fim de:

A fazer a triagem inicial dos sintomas de TDAH;
B obter informações de professores sobre sintomas de TDAH quando um contato direto não é viável;

c monitorar a trajetória dos sintomas ao longo do tempo ou durante o tratamento (ver Fig. 3.1).

Ao usar esse tipo de escala, é sempre importante verificar se há traduções adequadas e válidas em seu idioma.

Para adultos, existe a Adult ADHD Self-Report Scale (ASRS), em duas versões: uma versão de triagem desenvolvida pela Organização Mundial da Saúde (OMS), com seis itens adequados para atendimento primário e para triagem rápida de TDAH,[24] já traduzida para vários idiomas. Há também uma versão longa, com os 18 sintomas citados no DSM, provavelmente mais útil para situações específicas.[25] Ambas as versões usam palavras mais adequadas para avaliação dos sintomas em adultos. Recentemente, uma versão breve, adaptada para o DSM-5, foi disponibilizada.[26]

Um instrumento valioso para avaliar o diagnóstico de TDAH em adultos é a DIVA 2.0. Trata-se de uma entrevista semiestruturada, baseada no DSM-IV-TR, disponível para *download* em vários idiomas.[27]

Por fim, há vários aplicativos que podem auxiliar na avaliação e no monitoramento do TDAH.[28] Em inglês, um dos mais utilizados é o "ADHD test" (disponível no Google Play e na Apple Store). Em português, há o FOCUS TDAH,[29] que inclui as escalas SNAP-IV e ASRS, bem como uma plataforma de psicoeducação. Embora esses instrumentos sejam de acesso aberto, é importante ressaltar que ainda não têm sua utilidade clínica real confirmada em estudos de qualidade.

DIAGNÓSTICOS DIFERENCIAIS

O exame físico geral é obrigatório para excluir condições clínicas que possam estar causando os sintomas de desatenção e/ou hiperatividade/impulsividade. Nesse sentido, a avaliação auditiva e visual deve ser a etapa inicial de qualquer avaliação para o TDAH. Além disso, o padrão de sono também deve ser investigado. Embora os problemas do sono e seus distúrbios sejam características frequentemente associadas às comorbidades do TDAH, algumas vezes uma qualidade de sono inadequada pode gerar, por si só, sintomas pronunciados de desatenção durante o dia. Outras condições médicas, como hipertireoidismo, também devem ser excluídas. Medidas de base do desenvolvimento (altura, peso) e parâmetros cardiovasculares devem ser verificados, sobretudo se tratamento medicamentoso estiver sendo considerado. O encaminhamento para exame genético é recomendado se houver um claro atraso no desenvolvimento e/ou se for identificado um fenótipo sugestivo de síndrome genética (p. ex., síndrome do X frágil).

Como já mencionado, quase todos os transtornos mentais que podem ocorrer simultaneamente ao TDAH também devem ser considerados no diagnóstico diferencial, uma vez que podem resultar em sintomas de desatenção e/ou hiperativi-

NOME: _____
SÉRIE: _____ IDADE: _____

Para cada item, escolha a coluna que melhor descreve o(a) aluno(a) (MARQUE UM X):

	Nem um pouco	Só um pouco	Bastante	Demais
1. Não consegue prestar muita atenção a detalhes ou comete erros por descuido nos trabalhos da escola ou tarefas.				
2. Tem dificuldade de manter a atenção em tarefas ou atividades de lazer.				
3. Parece não estar ouvindo quando se fala diretamente com ele.				
4. Não segue instruções até o fim e não termina deveres de escola, tarefas ou obrigações.				
5. Tem dificuldade para organizar tarefas e atividades.				
6. Evita, não gosta ou se envolve contra a vontade em tarefas que exigem esforço mental prolongado.				
7. Perde coisas necessárias para atividades (p. ex., brinquedos, deveres da escola, lápis ou livros).				
8. Distrai-se com estímulos externos.				
9. É esquecido em atividades do dia a dia.				
10. Mexe com as mãos ou os pés ou se remexe na cadeira.				
11. Sai do lugar na sala de aula ou em outras situações em que se espera que fique sentado.				
12. Corre de um lado para outro ou sobe demais nas coisas em situações em que isto é inapropriado.				
13. Tem dificuldade em brincar ou envolver-se em atividades de lazer de forma calma.				
14. Não para ou frequentemente está a "mil por hora".				
15. Fala em excesso.				
16. Responde as perguntas de forma precipitada antes delas terem sido terminadas.				
17. Tem dificuldade de esperar sua vez.				
18. Interrompe os outros ou se intromete (p. ex., mete-se nas conversas/jogos).				
Versão em Português validada por Mattos P et al., 2005.				

Figura 3.1
Escala SNAP-IV.
Fonte: Swanson.[23]

dade/impulsividade. No processo de realização de um diagnóstico diferencial cuidadoso, algumas dicas clínicas podem ser relevantes:

A **Considerar a idade de início de cada transtorno** – o TDAH começa na infância ou adolescência, enquanto a maioria dos demais transtornos surge mais tarde; exceções são o TOD e problemas associados ao sono.
B **Avaliar a trajetória dos sintomas** – embora os sintomas de TDAH possam sofrer o impacto das demandas do ambiente, não sendo sempre constantes ao longo do desenvolvimento, o transtorno tem um curso que se assemelha mais à cronicidade. Assim, fortes oscilações dos sintomas podem sugerir outros quadros, como o transtorno bipolar, em que, além dos principais sintomas maníacos, a hiperatividade, a impulsividade e a irritabilidade são episódicas. O mesmo se aplica aos casos de sintomas de TDAH durante um episódio de depressão maior, quando os sintomas estão associados aos sintomas depressivos.
C **Identificar se os sintomas de TDAH não estão apenas intrinsecamente relacionados a sintomas de outro transtorno mental** (p. ex., desatenção apenas como consequência de pensamentos/ruminação disfuncionais relacionados ao desempenho, como ocorre no TAG; rituais mentais de contagem, como no transtorno obsessivo-compulsivo [TOC]; deficiências após abuso ou dependência de maconha sem qualquer histórico prévio de sintomas de TDAH).

RESUMINDO O FLUXO DOS PROCEDIMENTOS DE AVALIAÇÃO

Em essência, como o diagnóstico de TDAH é clínico, a avaliação contará com uma entrevista clínica cuidadosa, incluindo todos os seus elementos (p. ex., queixa principal, sintomas atuais e passados, vida diária, história médica pregressa, história familiar, revisão psicopatológica abrangente dos sintomas, qualidades individuais). Como mencionado, o diagnóstico final dependerá de um julgamento clínico integrado, baseado na agregação das informações recebidas das diferentes fontes junto às quais a história foi coletada (p. ex., paciente, pais, professores, outras pessoas significativas) e após se terem esclarecido quaisquer divergências entre as informações. Questionários e observações diretas podem ser úteis para auxiliar a avaliação e construir uma visão ampla dos pontos fortes e das dificuldades dos indivíduos. Informações sobre todos os domínios de funcionamento diário são cruciais para documentar a resiliência e os prejuízos. Áreas importantes de impacto potencial para as crianças incluem interação entre pais e filhos, práticas parentais e estresse parental, bem como o funcionamento escolar e acadêmico, relacionamentos com colegas e engajamento em atividades de lazer.[18] As informações da escola podem ser obtidas diretamente com os professores (por telefone, *e-mail*, relatórios escolares escritos ou escalas), ou por meio de observação em sala de aula. Nos adultos, as relações com outras pessoas e o funcionamento no trabalho também devem ser avaliados.[4]

O clínico precisa avaliar se a criança tem o número necessário de sintomas, se eles são inadequados para o desenvolvimento e se estão presentes em mais de um ambiente, se estão associados a um grau significativo de prejuízo e se não podem ser explicados por outra condição. Também é necessário considerar e avaliar uma ampla gama de possíveis comorbidades, como já mencionado.

Embora, na atenção primária, esse procedimento possa ser facilmente conduzido por meio de uma entrevista clínica, o uso de uma ferramenta de entrevista semiestruturada de TDAH, como o Schedule for Affective Disorders and Schizophrenia for School-age Children (K-SADS) ou o Development and Well-being Assessment (DAWBA) por um entrevistador pode ser útil em cenários especializados. Ambos os instrumentos estão disponíveis em vários idiomas e podem ser baixados da internet (veja o K-SADS em Advanced Center for Intervention and Services Research [ACISR] for Early Onset Mood and Anxiety Disorders[30] e as várias traduções do DAWBA em Youth in Mind[31]). O K-SADS tem várias vantagens, visto que é semiestruturado e permite um fluxo de conversação normal. Ele também fornece questionamentos e exemplos da vida cotidiana de cada sintoma, operacionaliza a palavra "frequentemente" na maioria dos itens e lembra o clínico de discriminar os sintomas de TDAH daqueles devidos a outros tipos de psicopatologia. Por sua vez, o DAWBA é uma avaliação estruturada, o que significa que pode ser aplicado por não clínicos, incluindo estudantes de graduação. Assim, pode ser usado em situações em que é mais difícil acessar profissionais treinados. Ele também pode ser administrado *on-line* (ou por telefone), com vários informantes e com diferentes versões para diferentes tipos de informante (pai, professor, autorrelato), aumentando a acessibilidade em determinadas situações. Tanto o K-SADS como o DAWBA trazem perguntas de triagem iniciais que, se positivas, são acompanhadas por conjuntos completos de questões para avaliar comorbidades ou diagnósticos diferenciais.[18] O K-SADS pode estar disponível gratuitamente. Em adultos, o uso da DIVA 2.0 é recomendado como alternativa para o estabelecimento do diagnóstico de TDAH. Um instrumento de entrevista diagnóstica similar é a ACE+.[32] Ambas, DIVA e ACE+ normalmente requerem cerca de uma hora para serem realizadas. Sintomas atuais e passados de TDAH são investigados em ambas as entrevistas. As comorbidades não fazem parte da DIVA,[16] mas uma triagem para comorbidades está incluída na ACE+. Uma versão da ACE para crianças também está disponível no mesmo *site*.

É importante lembrar que os sintomas de TDAH nem sempre serão observados durante o processo de avaliação e que a ausência de sintomas na clínica nunca deve ser usada como razão para descartar um diagnóstico.

Uma etapa final importante do processo de avaliação é o compartilhamento das descobertas com o paciente, a família e quaisquer outras partes significativas interessadas. É útil referir-se às frases e definições de problemas que eles próprios usaram no início do procedimento, associando as conclusões a elas. Quando é feito um diagnóstico, é importante explicar quais dos problemas de comportamento são parte de um quadro clínico consistente, que é uma entidade diagnóstica conhecida e válida, e como eles se encaixam. Isso se aplica igualmente a todas as comorbidades identificadas, bem como a sintomas que podem ter sido julgados não clinicamente significativos (não como parte formal dos critérios diagnósticos) como frequentemente é o caso de irritabilidade, desregulação emocional e vagar pela mente, que podem ser consideradas características clínicas comumente associadas ao TDAH que apoiam o diagnóstico. Uma discussão psicoeducacional completa do diagnóstico deve ser fornecida, de tal forma que o paciente e os pais estejam equipados com conhecimento e informações suficientes sobre os problemas identificados e capacitados para fazer uso disso nas tomadas de decisão e no planejamento do tratamento em suas vidas diárias. Quaisquer equívocos e mal-entendidos devem ser identificados e cuidadosamente reformulados (veja o capítulo "Conversando sobre TDAH com pacientes e suas famílias"). Deve haver espaço para os pais lamentarem o potencial perdido de seu filho e se adaptarem a expectativas novas e mais adequadas, mas também espaço para esperança, visto que o TDAH é um dos transtornos do desenvolvimento infantil com os maiores efeitos de tratamento possíveis.[18] De fato, muitos adultos com o transtorno têm vidas positivas, gratificantes e bem-sucedidas.

Quando uma criança não preenche os critérios para o diagnóstico de TDAH, uma explicação alternativa para o problema do comportamento precisa ser dada. Poderia ser outro diagnóstico ou a descrição de um desequilíbrio entre a carga da criança e sua maturidade ou capacidade geral. Recomendações gerais sobre como obter ajuda para reduzir a carga ou aumentar as habilidades de enfrentamento precisam ser oferecidas.[18]

INFORMAÇÕES COMPLEMENTARES DAS DIRETRIZES

Existem várias diretrizes disponíveis na literatura que podem ajudar os clínicos na avaliação do TDAH. Apresentamos duas delas, pois ambas são de acesso aberto e foram atualizadas em 2018. Embora cada diretriz tenha suas peculiaridades, estas duas não trazem informações marcadamente diferentes das apresentadas anteriormente, mas podem ser uma boa referência para sistematizar a avaliação do TDAH. A última revisão das diretrizes do TDAH do National Institute for Health and Care Excellence (NICE) foi lançada em março de 2018. Além das regras importantes sobre diagnóstico (p. ex., não se esquecer de avaliar a saúde mental dos pais ao avaliar o TDAH em crianças), elas trazem informações relevantes sobre reconhecimento, identificação e como dar apoio aos portadores do transtorno, suas famílias e cuidadores, estando disponíveis para *download* em National Institute for Health and Care Excellence.[33] A 4ª edição das diretrizes da Canadian ADHD Resource Alliance (CADDRA) foi lançada em fevereiro de 2018. Embora não tenham sido desenvolvidas com tanto rigor, como ocorreu com a NICE, essas diretrizes contêm provavelmente as ferramentas de acesso aberto mais compreensíveis para ajudar os clínicos na sistematização dos procedimentos de avaliação do TDAH, fornecendo fluxogramas úteis específicos para a avaliação em cada estágio de desenvolvimento (crianças, adolescentes e adultos). Há também um capítulo específico abordando comorbidades e diagnósticos diferenciais, informações úteis para os clínicos, uma vez que inclui tabelas com possíveis sintomas de sobreposição e sintomas não sobrepostos de transtornos que ocorrem simultaneamente. As diretrizes do CADDRA estão disponíveis para *download* em Canadian ADHD Resource Alliance.[34]

Conflitos de interesse

O doutor Rohde recebeu apoio financeiro ou suporte de pesquisa, atuou como consultor e no escritório de palestrantes da Eli Lilly e Co., Janssen, Medice, Novartis e Shire. Os programas ambulatoriais de TDAH e Transtorno Bipolar Juvenil, presididos pelo doutor Rohde, receberam apoio educacional e de pesquisa irrestrito das seguintes empresas farmacêuticas: Eli Lilly e Co., Janssen e Novartis. O doutor Rohde recebeu direitos autorais da Oxford Press e da Artmed Editora e doações de viagem da Shire para participar da reunião anual da APA de 2018 e da Novartis para participar da reunião anual da AACAP de 2016. O professor Coghill reporta doações do Programa FP7 da União Europeia e Shire; honorários da Shire, Eli-Lilly, Novartis e Janssen-Cilag; atuou como consultor da Shire e da Lundbeck; e recebeu direitos autorias da Oxford University Press. O professor Coghill foi membro da British Association for Psychopharmacology, de grupos de Diretrizes para Depressão e Transtorno Bipolar. O doutor Banaschewski atuou como consultor ou consultor da Actelion, Hexal Pharma, Lilly, Medice, Novartis, Oxford, PCM Scientific, Shire e Vifor Pharma. Ele recebeu apoio para conferência ou taxa de palestrante da Medice, Novartis e Shire. Ele está/esteve envolvido em ensaios clínicos realizados pela Shire & Vifor Pharma e recebeu direitos autorias de Hogrefe, Kohlhammer, CIP Medien, Oxford University Press. O King's College London recebeu pagamentos pelo trabalho conduzido pelo doutor Asherson: consultoria para Shire, Eli-Lilly, Novartis, Lundbeck e Medice; prêmios educacionais e/ou de pesquisa da Shire, da Eli-Lilly, da Novartis, da Vifor Pharma, da GW Pharma e da QbTech. O doutor Asherson foi palestrante em eventos patrocinados pela Shire, Eli-Lilly, Janssen--Cilag, Medice e Novartis.

REFERÊNCIAS

1. Polanczyk G, Lima MS, Horta BL, Biederman J, Rohde LA. The worldwide prevalence of ADHD: a systematic review and metaregression analysis. Am J Psychiatry. 2007;164(6):942-8.

2. Faraone SV, Asherson P, Banaschewski T, Biederman J, Buitelaar JK, Ramos-Quiroga JA, et al. Attention--deficit/hyperactivity disorder. Nat Rev Dis Primers. 2015;1:15020.

3. Fayyad J, Sampson NA, Hwang I, Adamowski T, Aguilar-Gaxiola S, Al-Hamzawi A, et al. The descriptive epidemiology of DSM-IV Adult ADHD in the World Health Organization World Mental Health Surveys. Atten Defic Hyperact Disord. 2017;9(1):47-65.

4. Asherson P, Buitelaar J, Faraone SV, Rohde LA. Adult attention-deficit hyperactivity disorder: key conceptual issues. Lancet Psychiatry. 2016;3(6):568-78.

5. World Health Organization. ICD-11: international classification of diseases 11th revision: the global standard for diagnostic health information. Geneva: WHO, 2018. Disponível em: https://icd.who.int/. Acesso em: 23 nov. 2018.

6. American Psychiatry Association. DSM-5: diagnostic and statistical manual of mental disorders. 5th ed. Washington: APA, 2013.

7. Rohde LA, Kieling C, Salum GA. Current diagnostic criteria: DSM, ICD and future perspectives. In: Banascheswki T, Coghill D, Zuddas A. Oxford textbook of attention deficit hyperactivity disorder. Oxford: Oxford University Press, 2018.

8. American Psychiatry Association. DSM-III: diagnostic and statistical manual of mental disorders. 3rd ed. Washington: APA, 1985.

9. American Psychiatry Association. DSM-IV-TR: diagnostic and statistical manual of mental disorders. 4th ed. Washington: APA, 2011.

10. Coghill D, Asherson P, Faraone SV, Rohde LA. The age of onset of ADHD. In: Girolamo G, McGorry PD, Sartorius N, editors. The age of onset of mental disorders: etiopathogenetic and treatment. [S. l.]: Springer International Publishing, 2018.

11. Caye A, Sibley MH, Swanson JM, Rohde LA. Late-onset ADHD: understanding the evidence and building theoretical frameworks. Curr Psychiatry Rep. 2017;19(12):106.

12. Willcutt EG. The prevalence of DSM-IV attention-deficit/hyperactivity disorder: a meta-analytic review. Neurotherapeutics. 2012;9(3):490-9.

13. Willcutt EG, Nigg JT, Pennington BF, Solanto MV, Rohde LA, Tannock R, et al. Validity of DSM-IV attention deficit/hyperactivity disorder symptom dimensions and subtypes. J Abnorm Psychol. 2012;121(4):991-1010.

14. Dias TG, Kieling C, Graeff-Martins AS, Moriyama TS, Rohde LA, Polanczyk GV. Developments and challenges in the diagnosis and treatment of ADHD. Braz J Psychiatr. 2013;35 Suppl 1:S40-50.

15. Matte B, Rohde LA, Grevet EH. ADHD in adults: a concept in evolution. Atten Defic Hyperact Disord. 2012;4(2):53-62.

16. Kooij S, Asherson P, Rösler M. ADHD in adults: assessment issues. In: Banascheswki T, Coghill D, Zuddas A. Oxford textbook of attention deficit hyperactivity disorder. Oxford: Oxford University Press, 2018.

17. Coghill DR, Seth S, Matthews K. A comprehensive assessment of memory, delay aversion, timing, inhibition, decision making and variability in attention deficit hyperactivity disorder: advancing beyond the three-pathway models. Psychol Med. 2014;44(9):1989-2001.

18. Danckaerts M, Coghill D. Children and adolescents: assessment in everyday clinical practice. In: Banascheswki T, Coghill D, Zuddas A. Oxford textbook of attention deficit hyperactivity disorder. Oxford: Oxford University, 2018.

19. Tung I, Li JJ, Meza JI, Jezior KL, Kianmahd JS, Hentschel PG, et al. Patterns of comorbidity among girls with ADHD: a meta-analysis. Pediatrics. 2016;138(4). pii: e20160430.

20. Katzman MA, Bilkey TS, Chokka PR, Fallu A, Klassen LJ. Adult ADHD and comorbid disorders: clinical implications of a dimensional approach. BMC Psychiatry. 2017;17(1):302.

21. Thapar A, Cooper M. Attention deficit hyperactivity disorder. Lancet. 2016;387(10024):1240-50.

22. Muskens JB, Velders FP, Staal WG. Medical comorbidities in children and adolescents with autism spectrum disorders and attention deficit hyperactivity disorders: a systematic review. Eur Child Adolesc Psychiatry. 2017;26(9):1093-1103.

23. Swanson JM. SNAP-IV 26-item teacher and parent rating scale. Hamilton: Collaborative Mental Health Care, [s. d.]. [capturado em 27 nov. 2018]. Disponível em: http://www.shared-care.ca/files/Scoring_for_SNAP_IV_Guide_26-item.pdf.

24. National Comorbidity Survey. Adult ADHD self-report scales (ASRS) [Internet]. [Boston]: Harvard Medical School, c2005. [capturado em 27 nov. 2018]. Disponível em: https://www.hcp.med.harvard.edu/ncs/asrs.php.

25. Canadian ADHD Resource Alliance [Internet]. Adult ADHD self-report scale (ASRS-V1.1) symptom checklist. [Toronto]: CADDRA, 2012. [capturado em 27 nov. 2018]. Disponível em: https://www.caddra.ca/cms4/pdfs/caddraGuidelines2011ASRS.pdf.

26. Harvard College. [Internet]. Adult ADHD self-report screening scale for DSM-5 (ASRS-5). [Boston]: Harvard College, 2017. [capturado em 27 nov. 2018]. Disponível em: https://www.hcp.med.harvard.edu/ncs/ftpdir/adhd/ASRS-5_English.pdf.

27. DIVA Foundation: diagnostic interview for ADHD in adults. [Internet]. Home. The Hague: DIVA Foundation, [c2018] [capturado em 27 nov. 2018]. Disponível em: http://www.divacenter.eu/DIVA.aspx.

28. Powell L, Parker J, Robertson N, Harpin V. Attention deficit hyperactivity disorder: is there an app for that? suitability assessment of apps for children and young people with ADHD. JMIR Mhealth Uhealth. 2017;5(10):e145.

29. PRODAH: Programa de Transtonos de Déficit de Atenção/Hiperatividade [Internet]. Focus: aplicativo de suporte ao manejo do TDAH em adultos, crianças e adolescentes. Porto Alegre: UFRGS, [c2018]. [capturado em 27 nov. 2018]. Disponível em: www.focustdah.com.br.

30. Advanced Center for Intervention and Services Research (ACISR) for Early Onset Mood and Anxiety Disorders [Internet]. K-SADS-PL DSM-5. Baltimore: Kennedy Krieger Institute, 2016. [capturado em 27 nov. 2018]. Disponível em: https://www.kennedykrieger.org/sites/default/files/library/documents/faculty/ksads-dsm-5-screener.pdf.

31. Youth in Mind. DAWBA [Internet]: information for researchers and clinicians about the development and well-being assessment. [S. l.]: Youth in Mind, [c2018.]. [capturado em 27 nov. 2018]. Disponível em: http://dawba.info/.

32. Psychology Services Limited. ADHD. [Internet]. [S. l.]: Psychology Services Limited, c2018. [capturado em 27 nov. 2018]. Disponível em: https://www.psychology-services.uk.com/adhd.htm.

33. National Institute for Health and Care Excellence [Internet]. Attention deficit hyperactivity disorder: diagnosis and management. London: NICE, 2018. [capturado em 27 nov. 2018]. Disponível em: https://www.nice.org.uk/guidance/ng87.

34. Canadian ADHD Resource Alliance [Internet]. Canadian ADHD practice guidelines. 4th ed. Toronto: CADDRA, 2018. [capturado em 27 nov. 2018]. Disponível em: https://www.caddra.ca/wp-content/uploads/CADDRA-Guidelines-4th-Edition_-Feb2018.pdf.

ESTABELECENDO UM PLANO PSICOSSOCIAL PARA O CONTROLE DO **TDAH**

Thomas E. **Brown**
Ryan J. **Kennedy**

Um tratamento efetivo do transtorno de déficit de atenção/hiperatividade (TDAH) envolve uma variedade de intervenções psicossociais, mesmo quando a farmacoterapia também está sendo utilizada. A intervenção mais importante é a educação do paciente e de sua família para a compreensão do que é o TDAH, como ele impacta o indivíduo e quais são as abordagens disponíveis para seu tratamento. A educação acerca do transtorno minimiza o preconceito e as ideias equivocadas que podem prejudicar o tratamento. Este capítulo traz informações úteis sobre como falar com o paciente e sua família a respeito de mitos e fatos em relação ao TDAH.

Este capítulo inicia explanando sobre mudanças recentes na compreensão do TDAH que podem ser incorporadas à instrução de pacientes, familiares e educadores, bem como de profissionais de saúde e de cuidado mental, pois é essencial que todos que trabalham com suporte e tratamento de pessoas com o transtorno tenham um conhecimento preciso e atualizado. O capítulo segue com a descrição de uma variedade de intervenções psicossociais que podem ser usadas no tratamento do TDAH em crianças, adolescentes e adultos.

As recomendações apresentadas aqui não são tão baseadas em evidências quanto o conteúdo dos demais capítulos deste livro. Isso se deve, como foi notado por Watson e colaboradores[1] e Barkley,[2] ao fato de que há atualmente pouca literatura sobre pesquisa empírica e metanálises a respeito de intervenções psicossociais que tenham metodologia sólida e que avaliem de forma adequada tanto seus benefícios quanto seus efeitos adversos. Porém, apesar da falta de evidências advindas de estudos rigorosos, as intervenções psicossociais aqui apresentadas podem ser adaptadas pelos clínicos no cuidado com crianças, adolescentes e adultos com TDAH. Já é consenso que tratamentos que combinam terapias psicossociais e medicamentos normalmente são os melhores para o controle do TDAH. Entretanto, mesmo quando tratamentos farmacológicos não forem utilizados ou não estiverem disponíveis, as terapias apresentadas neste capítulo poderão ser úteis.

EDUCAÇÃO DE PACIENTES E FAMILIARES SOBRE ATUALIZAÇÕES NA COMPREENSÃO DO TDAH

A seguir são descritos cinco fatos básicos sobre o TDAH que os pacientes e seus familiares precisam conhecer. Os clínicos podem adaptar e utilizar essas descrições nas consultas com seus pacientes. Informações adicionais disponíveis *on-line* e alguns vídeos e publicações selecionados foram incluídos ao longo desta seção e também nas referências deste capítulo.

O TDAH É UM TRANSTORNO COMPLEXO DO GERENCIAMENTO COGNITIVO DO CÉREBRO

O TDAH, há muito tempo, tem sido associado à dificuldade crônica de manter a atenção e ao comportamento impulsivo e hiperativo. Mais recentemente, novas pesquisas têm expandido esse modelo comportamental, buscando reconhecer a associação do TDAH com o prejuízo no desenvolvimento do controle cognitivo do cérebro, responsável pelas chamadas funções executivas. Embora os critérios de diagnóstico atuais não se refiram explicitamente a "funções executivas", muitos sintomas incluídos na lista atual de critérios diagnósticos são relacionados a tais funções.

As funções executivas se desenvolvem lentamente desde a primeira infância. Essas funções só estarão maduras completamente no final da adolescência ou no início da segunda década de vida. Elas amadurecem durante o longo desenvolvimento cerebral, que ocorre desde a infância até o início da vida adulta, passando a atuar gradualmente. A avaliação de prejuízos nas funções executivas deve ser realizada sempre por meio de comparação com outros indivíduos em idade equivalente.

Vários modelos e escalas de classificação foram propostos para descrever o prejuízo nas funções executivas observado no TDAH.[3-5] A maioria inclui déficits relacionados às seguintes funções, conforme descrito por Brown:[6]

1 **Ativação:** organizar tarefas e materiais, estimar tempos, priorizar e dar início a atividades. Pacientes com TDAH descrevem um comportamento procrastinador crônico e excessivo. Frequentemente, adiam o início de tarefas, mesmo daquelas que sabem ser muito importantes, até o último minuto. É como se não conseguissem começá-las até que as encarem como uma emergência.

2 **Foco:** focar, manter o foco e alternar o foco entre tarefas diversas. Algumas pessoas com TDAH descrevem a dificuldade em manter o foco com a seguinte metáfora: "É como tentar escutar rádio no carro enquanto você está se afastando da torre de transmissão e o sinal começar a se perder; você escuta algumas partes e acaba perdendo outras". Elas dizem que são facilmente distraídas não só por coisas que acontecem a seu redor, mas também pelos próprios pensamentos. Além disso, focar-se na leitura é uma grande dificuldade para muitas pessoas com TDAH. Geralmente conseguem entender as palavras que leem, mas precisam ler e reler o material muitas vezes para conseguir captar e memorizar seu sentido.

3 **Esforço:** regular o estado de alerta, manter o esforço e trabalhar em uma velocidade de processamento adequada. Muitos indivíduos com TDAH relatam que podem realizar projetos de curto prazo sem problemas, mas que têm muita dificuldade em manter o esforço e o foco por períodos mais longos de tempo. Também têm dificuldade em completar tarefas dentro do prazo, especialmente quando a tarefa envolve produzir textos. Além disso, muitos experienciam dificuldade em regular o sono e o estado de alerta; geralmente adormecem tarde, pois não conseguem aquietar a mente e, quando adormecem, com frequência têm sono pesado e muita dificuldade em levantar-se pela manhã.

4 **Emoção:** lidar com frustrações e modular emoções. Embora a versão mais atual do manual usado para o diagnóstico psiquiátrico não reconheça qualquer sintoma ligado à regulação emocional como um aspecto do TDAH, muitas pessoas com o transtorno relatam dificuldades crônicas com controle da raiva, frustração, aborrecimento, decepção, desejo e outras emoções. Dizem ser como se essas emoções tomassem conta de sua mente da mesma forma que um vírus invade um computador, tornando impossível fazer qualquer outra coisa. Acham muito difícil colocar a emoção em perspectiva, deixá-la de lado e continuar em frente com o que precisa ser feito.

5 **Memória:** utilizar a memória de trabalho e acessar recordações. Muito frequentemente, pessoas com TDAH dizem que têm uma memória boa ou mesmo excepcional para eventos que ocorreram há muito tempo, mas que apresentam grande dificuldade em lembrar coisas pequenas, como onde colocam objetos, algo que alguém acabou de falar, ou mesmo recordar algo que estavam prestes a dizer. Além disso, geralmente reclamam que não conseguem acessar as informações em sua memória no momento em que mais precisam delas, embora consigam recordá-las mais tarde.
6 **Ação:** monitorar e regular as próprias ações. Muitas pessoas com TDAH, mesmo aquelas sem quadro de hiperatividade, relatam problemas crônicos com a regulação de suas ações. Muitas vezes, são impulsivas na forma como falam e agem e também na maneira como pensam, tirando conclusões precipitadas e inadequadas. Essas pessoas relatam problemas em se automonitorar e agir de acordo com o contexto em que se encontram. Elas não percebem quando outras pessoas ficam confusas, magoadas ou irritadas por algo que acabaram de dizer ou fazer e, dessa forma, falham em modular o comportamento em resposta a circunstâncias específicas. Muitas pessoas com TDAH também relatam dificuldades crônicas em regular o ritmo de suas ações, sendo difícil acelerar ou diminuir a velocidade de acordo com a necessidade de determinada tarefa ou situação.

QUEM TEM TDAH CONCENTRA-SE BEM EM ALGUMAS POUCAS SITUAÇÕES, MAS NÃO EM MUITAS OUTRAS

Os prejuízos trazidos pelo TDAH variam entre uma situação e outra. Praticamente todos os indivíduos com o diagnóstico do transtorno relatam haver algumas atividades nas quais não encontram dificuldades em aplicar certas funções executivas, mas que, na maioria das outras circunstâncias, apresentam prejuízos constantes. Por exemplo, estudantes que geralmente sofrem para manter a atenção na escola podem apresentar pouca ou nenhuma dificuldade em manter o foco quando praticam esportes ou quando se dedicam à arte, à música, a um projeto com Legos, quando jogam *videogames* ou quando realizam tarefas mecânicas.

Muitas vezes, pais e professores desafiam seus filhos/alunos com TDAH, perguntando: "Se você consegue se concentrar tão bem e trabalhar tão duro nesta atividade, por que não se concentra e trabalha da mesma forma em seus estudos e em outras atividades importantes?". Em geral a resposta é: "Consigo me concentrar nas atividades que realmente me interessam. Não consigo focar tão bem em tarefas que não acho interessantes". Isso pode fazer o TDAH parecer um simples problema de "falta de vontade", quando, na verdade, o transtorno não se relaciona à força de vontade – ele é o resultado de problemas herdados na dinâmica química do cérebro.

Um universitário certa vez explicou esse quadro com uma metáfora sexual: "Ter TDAH é como ter uma 'disfunção erétil da mente'. Se a tarefa que você precisa fazer realmente te interessa, você 'fica de pé' e dá conta. Mas se a tarefa não for interessante, você não consegue levantar e mostrar *performance*. Simplesmente não é uma questão de força de vontade".

O TDAH É GERALMENTE HERDADO E TENDE A SER RECORRENTE EM FAMÍLIAS

Muitos estudos com gêmeos mostraram que um em cada quatro indivíduos afetados pelo transtorno tem a probabilidade de ter pais com TDAH; aqueles cujos pais não apresentam o transtorno têm a chance de ter um irmão, avô ou tio afetado. Esses familiares podem não ter sido diagnosticados, porque o TDAH não era compreendido tão bem há alguns anos e, mesmo hoje, muitos profissionais de medicina e saúde não estão adequadamente treinados para reconhecê-lo e diagnosticá-lo. O TDAH não se deve a apenas um gene qualquer; ele está relacionado a diversos genes.

O TDAH OCORRE EM MENINOS, MENINAS, HOMENS E MULHERES DE TODOS OS NÍVEIS DE INTELIGÊNCIA

Anos atrás, o TDAH era visto como um problema que ocorria somente em meninos hiperativos. Hoje, está claro que ele ocorre também em muitos indivíduos que não são hiperativos. Embora seja mais frequentemente reconhecido em homens e meninos, também é encontrado em um número significativo de mulheres e meninas. Uma alta inteligência não é um fator de proteção contra o TDAH; muitos daqueles que têm o transtorno são brilhantes, mas, ainda assim, têm muita dificuldade com as funções executivas já descritas, que são essenciais para o sucesso acadêmico, profissional e em muitas atividades da vida diária.

QUEM TEM TDAH GERALMENTE APRESENTA DÉFICITS ADICIONAIS NAS EMOÇÕES E NO APRENDIZADO

Um grande percentual de crianças, adolescentes e adultos com TDAH tem também um ou mais transtornos, como ansiedade, depressão, dificuldades para dormir, transtorno por uso de substâncias, transtorno obsessivo-compulsivo (TOC), transtorno do espectro autista (TEA) e/ou transtornos específicos da aprendizagem para matemática, leitura ou expressão escrita. Um desses outros quadros pode vir a ser detectado antes, possivelmente lançando sombra sobre o TDAH.

Ou o TDAH pode ser reconhecido enquanto outro transtorno subjacente pode não ser notado e tratado devidamente. Russel Barkley e Thomas Brown[7] escreveram sobre o TDAH não detectado em pessoas diagnosticadas com outros transtornos, e Brown[8] editou um manual sobre o TDAH complicado por transtornos adicionais. Se outro transtorno causador de prejuízo está presente, é importante que seja tratado concomitantemente ao TDAH.

A EDUCAÇÃO SOBRE O TDAH DEVE SER UM PROCESSO CONSTANTE

A educação de pacientes e familiares sobre o TDAH não se dá em algumas poucas conversas. Ela deve ser um processo contínuo, que lide com preocupações que se modificam conforme o indivíduo com TDAH encontra novos desafios e atravessa estágios de desenvolvimento ao longo do tempo. A educação é importante para ajudar os portadores de TDAH a entender a si próprios e melhorar suas habilidades para lidar com os desafios que surgirão. Ela também é essencial para que pais e familiares enfrentem com compreensão e compaixão os desafios impostos pelo transtorno.

A seguir, estão descritos alguns recursos úteis para pais, professores e outros interessados em informações atualizadas sobre o TDAH.

FONTES DE INFORMAÇÃO *ON-LINE* SOBRE O TDAH

Um recurso valioso para pais de crianças e adolescentes com TDAH, bem como adultos com o transtorno, é o *website* de uma organização de representação e suporte para crianças e adultos com o transtorno, o CHADD (www.chadd.org). O CHADD também patrocina e está ligado ao National Resource Center on ADHD, que disponibiliza uma rica coleção de informações sobre o transtorno. Esse centro de recursos não tem caráter comercial; ele recebe suporte dos Centers for Disease Control and Prevention dos Estados Unidos. Ele disponibiliza vídeos e impressos informativos e tem especialistas disponíveis durante determinados ho-

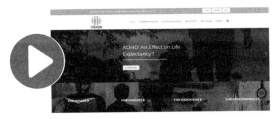

Acesse

http://www.chadd.org

rários para responder às dúvidas sobre o TDAH. O acesso ao *website* do National Resouce Center on ADHD é gratuito e ele *está disponível 24 horas por dia em 10 línguas: árabe, chinês (simplificado e tradicional), inglês, francês, japonês, italiano, português, espanhol e vietnamita.*

Outro importante recurso para pais que procuram informações e ajuda *on-line* para crianças e jovens com TDAH ou dificuldades de aprendizagem é o www.understood.org. Ele oferece informação de fácil compreensão, tanto em vídeos quanto em material impresso produzido em inglês e espanhol, para ajudar pais a compreender melhor filhos que sofrem com dificuldades de atenção e aprendizagem. *O acesso ao site é gratuito e ele está disponível 24 horas por dia.*

ROTINA E AMBIENTE DE APOIO NA VIDA FAMILIAR

Embora o TDAH geralmente seja uma herança familiar, o ambiente no qual uma criança cresce tem importância fundamental no quão fortemente o transtorno a impactará e a sua família. Como tendem a ser mais lentos do que seus pares no desenvolvimento de habilidades de autogestão, muitos portadores de TDAH precisam de mais suporte e estrutura familiar no cotidiano do que crianças sem o transtorno com a mesma idade. Crianças, adolescentes e adultos com TDAH normalmente se beneficiam de rotinas matinais consistentes e claras de preparação para a escola ou o trabalho. Quando comparados aos pares da mesma idade, eles geralmente precisam de mais supervisão nos deveres de casa e tarefas e mais controle para evitar o uso excessivo de computadores e eletrônicos e para manter um padrão de sono saudável e adequado.

Pessoas com TDAH também precisam de encorajamento e reconhecimento de suas habilidades. Muitas crianças com o transtorno recebem *feedback* frequente de pais, professores e colegas acerca de seus erros ou sobre como não estão atendendo às expectativas, então é fácil para elas pensarem em si mesmas como sendo menos capazes do que os demais e menos hábeis do que realmente são. Os pais podem reforçar a autoestima e as motivações positivas quando identificam talentos e habilidades específicos de seus filhos e oferecem suporte e oportunidades para que eles se desenvolvam e sejam reconhecidos por essas habilidades.

Para muitos, isso pode envolver o encorajamento para que entrem em times esportivos ou para que passem a treinar suas habilidades artísticas ou musicais. Outros podem ter interesse em artesanato, culinária ou mecânica. Quando os pais encorajam e demonstram orgulho das habilidades e das conquistas de seus filhos com TDAH, eles fortalecem sua autoestima e suas motivações e minimizam os *feedbacks* desencorajadores que os filhos recebem, especialmente quando o transtorno não está recebendo tratamento adequado.

Manter um ambiente de apoio e uma rotina familiar organizada pode ser especialmente desafiador se um dos pais sofre de TDAH não tratado. Apesar de suas intenções positivas, ele pode encontrar dificuldades em organizar tanto sua rotina como a da família. Para um pai ou uma mãe de crianças com TDAH que também apresenta o transtorno, mas não foi diagnosticado, nem tratado e está sob prejuízo funcional, é imprescindível a procura por avaliação profissional e tratamento. Tais atitudes são ações consistentes com a "mentalidade de crescimento", que será descrita na próxima seção.

"MENTALIDADE" EM PORTADORES DE TDAH

Em seu livro *Mindset*, Dweck e Gavin[9] introduziram o termo "mentalidade fixa" para descrever aqueles que pensam que nasceram com inteligência e habilidades limitadas, que trarão reconhecimento e sucesso em determinadas situações, mas que, em outras, serão insuficientes e que não há nada que possam fazer para mudar tal condição. É como se esses indivíduos se considerassem um "produto acabado", inaptos a evoluir além do estado em que já se encontram. Os autores contrastam essa mentalidade com a "mentalidade de crescimento", que assume que o indivíduo pode sempre se desenvolver e melhorar suas habilidades, mesmo depois de situações em que ele tenha enfrentado o fracasso. Tal mentalidade considera o indivíduo como um "trabalho em andamento" e que a mudança, por meio de persistência e esforço, sempre é possível.

Algumas crianças frequentemente são elogiadas por pais e professores que dizem algo como: "Oh, você foi muito bem, você é muito inteligente, você tem tanto talento!", como se o bom desempenho fosse simplesmente resultado de um talento natural. Porém, quando a criança é elogiada por ter se esforçado e feito um bom trabalho, a ênfase é dada ao esforço, não somente a certos talentos e habilidades. Quando os resultados são decepcionantes, a pessoa com uma mentalidade de crescimento consegue mais prontamente ser ajudada a focar em como a sua *performance* pode ser melhorada para obter um resultado mais promissor no futuro.

Muitas crianças com TDAH recebem *feedbacks* negativos fortes e constantes de seu ambiente e passam a ver a si mesmas por meio da "mentalidade fixa", pela qual se enxergam como condenadas à frustração e à mediocridade, impossibilitadas de fazer qualquer mudança positiva em sua capacidade de lidar com os desafios que encontram.

O cultivo de uma mentalidade de crescimento tem se mostrado benéfico para qualquer indivíduo. Ela pode ser especialmente importante para aqueles que têm de lidar com as limitações impostas pelo TDAH. Explicações mais detalhadas e exemplos de como pais, professores e outros podem ajudar no desenvolvimento da mentalidade de crescimento estão disponíveis no livro de Dweck, que também está disponível gratuitamente em versão *on-line* como audiolivro (em inglês).

SUGESTÕES PARA AJUDAR OS PAIS A DESENVOLVER UMA DISCIPLINA EFETIVA PARA CRIANÇAS ENTRE 2 E 12 ANOS

Em seu livro *1-2-3 Magig: 3 step discipline for calm, effective and happy parenting* e em vídeos, Thomas Phelan[10] descreveu um sistema simples e prático no qual muitos pais e professores têm encontrado ajuda para incentivar suas crianças a se comportar melhor. Seu sistema pode ser muito útil para quem lida com crianças com TDAH. Phelan[10] inicia lembrando aos pais que seus filhos não devem ser tratados como pequenos adultos que mudam de comportamento em resposta a argumentos racionais ou discussões sobre o que devem fazer e como devem fazê-lo. Ele afirma que pais e professores incorrem em dois erros muito importantes quando lidam com crianças: eles falam e são emocionais demais, duas atitudes que tendem a encorajar a criança a persistir no comportamento que os pais estão tentando controlar.

O sistema "1-2-3" envolve que os pais digam "Um" quando a criança começa a se comportar da forma indesejada e não digam mais nada. Se a criança persistir no comportamento indevido, eles devem dizer "Dois", sem qualquer comentário adicional. Se a criança continuar a comportar-se da forma indesejada, devem dizer "Três" e comunicar à criança que ela está de castigo, por um tempo não maior que um minuto por ano de idade da criança.

O livro e os vídeos de Phelan sugerem modos práticos para que os pais lidem com muitos problemas da vida real que surgem quando a criança se recusa a ir para o quarto, continua desobedecendo, continua discutindo, etc. Mas ele enfatiza a necessidade de que os pais evitem longas conversas com os filhos ou que ajam de forma emocional enquanto estiverem empregando o sistema. Ele também desencoraja os pais a dar explicações ou discutir o incidente após o castigo. Seu sistema também provê táticas que os pais podem usar para incentivar a criança a realizar tarefas ou a se comportar da forma que desejam. Exemplos incluem levantar-se pela manhã, arrumar o quarto, fazer as refeições e as tarefas de escola e ir para a cama à noite. Diversas estratégias são propostas, incluindo elogios especiais ou recompensas pelo bom comportamento, uso de tabelas para um sistema de recompensas, uso de despertadores para controlar o tempo, suspensão da mesada e de outros privilégios quando a criança falha em colaborar ou deixar a criança enfrentar as consequências naturais de sua desobediência.

Os princípios defendidos por Phelan[10] baseiam-se em psicologia, bom humor e bom senso. Ele também lembra que todos precisamos de reforço positivo, diversão, momentos sem avaliação, escuta ativa e da "boa e velha atenção". Além disso, ele nota que algumas crianças sofrem de problemas comportamentais que incluem o TDAH e que os pais de algumas dessas crianças podem necessitar de ajuda profissional para si próprios e seus filhos, a fim de lidar com situações mais complicadas. Entretanto, o método 1-2-3 Magic funciona muito bem mesmo para crianças com TDAH e problemas relacionados.

Muitas das abordagens descritas anteriormente são encontradas no treinamento parental como parte de intervenções comportamentais, uma das intervenções psicossociais baseadas em evidências mais usadas no tratamento do TDAH em crianças.[11] A Organização Mundial da Saúde, a World Psychiatric Association e a International Association of Child and Adolescent Psychiatry and Allied Disciplines desenvolveram um manual de livre acesso para intervenções comportamentais no tratamento de crianças com TDAH e transtornos externalizantes[12] na atenção primária que está disponível em inglês, português e espanhol (acesse loja.grupoa.com.br, busque pelo livro *Guia para compreensão e manejo do TDAH da World Federation of ADHD* e clique em Material complementar para fazer o *download* desses manuais).

PARA PAIS E PROFISSIONAIS QUE LIDAM COM PRÉ-ADOLESCENTES E ADOLESCENTES

Chris Zeigler Dendy[13] apresenta informações valiosas e uma abordagem muito prática e sensível em seu livro *Teenagers with ADD, ADHD and executive function deficits*, bem como nos vídeos disponíveis em seu *website*. Baseando-se em seus anos de experiência como professora, psicóloga escolar e mãe de uma criança com TDAH, Dendy[13] começa reconhecendo que "muitos dos pais desses pré-adolescentes e adolescentes sentem-se isolados e recebem pouco apoio e compreensão da maioria dos demais pais... Quando seus filhos têm problemas, esses pais podem experienciar muita ansiedade e insegurança". Ela também nota que, com o apoio e o tratamento adequados, a maioria desses jovens e seus pais conseguem atravessar esse período difícil com sucesso. Ela entende o estresse vivenciado por muitos pais de crianças com TDAH e também reconhece a importância de se incentivar a esperança naqueles que cuidam de portadores de TDAH e naqueles que têm o transtorno.

Alguns dos princípios que Dendy[13] descreve e recomenda aos pais de jovens com TDAH são os seguintes:

1. Escolha suas batalhas. Ignore os pequenos deslizes de comportamento e foque nas questões mais importantes.
2. Quando fizer correções, fale sobre comportamentos específicos que são inaceitáveis no agora, sem trazer para a discussão uma lista de erros do passado.
3. Aplique punições breves e razoáveis para o comportamento inadequado. Punições longas normalmente não são efetivas. Com exceção de casos de ofensas sérias, restrições que duram um dia ou um fim de semana são tão efetivas quanto aquelas que duram uma semana ou mais.

4   Se o adolescente quebra sua confiança e não usa a liberdade com responsabilidade, discipline-o com o rigor apropriado. Depois de algumas semanas, dê a ele uma segunda chance.
5   Evite reações exageradas quando seu filho desobedecer ou se meter em problemas. Se você estiver irado, será melhor tomar um tempo para se acalmar, enquanto diz algo como: "Isto é inaceitável e estou muito bravo. Vou pensar sobre o que você fez e nas consequências. Então, voltarei a falar com você daqui a alguns minutos".
6   Se seu filho se exaltar, baixe sua voz e proponha uma pausa. Se um adulto se altera, um adolescente frustrado tende a se tornar mais agressivo e menos apto a pensar com clareza.
7   Cuide de si mesmo. Quando você está frustrado ou chateado com seu filho, fale com seu cônjuge, algum amigo ou parente que seja compreensivo. Procure ajuda profissional se precisar de alguém que entenda o TDAH e o estresse causado por criar um filho com o transtorno e que possa oferecer conselhos e sugestões úteis.
8   Pratique o perdão para com o seu filho adolescente, para com aqueles que não o compreendem e para com você mesmo.

EMOÇÕES E CONFLITOS INDIVIDUAIS E FAMILIARES NO TDAH

Os critérios de diagnóstico atuais não mencionam problemas emocionais como um aspecto do TDAH. Porém, muitos portadores do transtorno e pessoas que os conhecem estão bastante cientes de que lidar com as emoções é um ponto crítico da vida diária de quem tem TDAH. No livro *Smart but stuck: emotions in teens and adults with ADHD*, Thomas Brown[14] descreve como, de várias formas, as emoções tendem a ser problemáticas para quem tem TDAH e sua família.

Conflitos emocionais internos podem afetar fortemente o desejo de buscar ajuda e se tratar em pessoas com o transtorno, bem como interferem em outros aspectos de suas vidas diárias. Da mesma forma, a dinâmica emocional entre indivíduos, casais e famílias pode se tornar um poderoso ponto de apoio para pessoas com TDAH e para quem vive e interage com elas. Qualquer clínico que deseje entender e prover cuidado para essas pessoas precisa ser sensível a essa dinâmica complexa e variável que rege as interações emocionais daqueles que precisam de ajuda e tratamento para o TDAH.

Havendo disponibilidade de recursos adequados, os serviços especializados em tratamento do TDAH podem oferecer aconselhamento e psicoterapia para indivíduos, casais ou famílias quando questões emocionais se tornam especialmente problemáticas.

No entanto, o apoio para o reconhecimento e o manejo dessas questões pode vir de um processo educativo e do tom usado nas avaliações, nas sessões de acompanhamento e na literatura indicada. Um exemplo de estresse de ordem emocional é o conflito existente entre os pais de uma criança com TDAH.

OS PAIS PODEM DIVERGIR EM SUAS ABORDAGENS AO LIDAR COM UM FILHO COM TDAH

Em *Outside the box: rethinking ADD/ADHD in children and adults: a practical guide*, Thomas Brown[15] descreveu como pais de crianças com TDAH muitas vezes assumem posições polarizadas e gastam muito tempo e energia acusando um ao outro de "ser muito duro" ou "muito calmo" ao lidar com o filho. Um dos pais pode argumentar que a criança tem sofrido em função das limitações impostas pelo TDAH e precisa de mais apoio e compreensão, em vez de ser confrontada e castigada. O outro pode pensar que a criança precisa de punição imediata e firme quando não se comporta ou não cumpre suas tarefas, pois assim aprenderá a ser mais disciplinada. Muitas vezes, tais conflitos podem fazer os pais ignorarem a realidade presente nas preocupações um do outro e adotarem posições ainda mais extremas.

Em situações assim, eles precisam de ajuda para parar e relembrar a si mesmos e ao parceiro que ambos amam o filho e que ambos podem apontar para fatos verdadeiros. Entretanto, a função do casal é pensar junto em cada situação específica para encontrar a melhor forma possível de resolver aquele problema em particular de um jeito que ajudará o filho a se sentir amado, mas que o fará perceber que precisa se comportar de maneira mais adequada. Algumas vezes, mais compreensão e suporte são necessários e, em outros momentos, a necessidade mais premente pode ser que ambos os pais confrontem o filho e tornem suas expectativas claras. Outras vezes, desenvolver uma estratégia mais eficiente requer consultar amigos de confiança, membros da família ou profissionais que entendam o TDAH e o estresse advindo de criar um filho com o transtorno.

Recursos adicionais sobre conflitos emocionais em relacionamentos com pessoas portadoras de TDAH podem ser encontrados no livro de Russel Barkley,[16] *When an adult you love has ADHD*, e no livro de Gina Pera,[17] *Is it you, me or adult A.D.D.? stopping the roller coaster when someone you love has attention deficit disorder*.

SUPORTE PARENTAL PARA ESTUDANTES NO ENSINO FUNDAMENTAL

O apoio paterno e materno é importante para a educação de filhos com TDAH. Esse apoio pode ser dado quando os pais fornecem aos professores informações sólidas sobre o transtorno e sobre a própria criança. Alguns professores têm uma compreensão geral muito boa do TDAH em crianças das séries em que lecionam, mas a maioria tem pouco conhecimento sobre o transtorno e sobre como os professores podem criar um ambiente de aprendizagem que seja amigável a essas crianças. Mesmo que o professor tenha informações gerais sobre o TDAH, ainda assim pode ser útil que os pais tragam informações específicas sobre seu filho.

Logo no início do período letivo, os pais podem falar brevemente com o professor e descrever como o transtorno tende a afetar o desempenho escolar de seu filho. A conversa pode incluir interesses específicos, pontos fortes e dificuldades da criança, bem como técnicas que os próprios pais ou professores anteriores tenham achado úteis para o trabalho com a criança. Também podem pensar conjuntamente em estratégias que possam ajudar a manter a eficiência na comunicação entre pais e professor.

Além disso, os pais podem compartilhar com o professor materiais selecionados do CHADD, no *site* www.understood.org. Outro recurso é o artigo *ADHD: from stereotype to science*, escrito por Thomas Brown especificamente para atualizar professores sobre como o entendimento do TDAH pode seu útil em sala de aula. O artigo é gratuito e está disponível em www.brownadhdclinic.com.[18] Alguma literatura desse tipo pode ser interessante se o professor está procurando se tornar mais atualizado sobre o TDAH. Entretanto, é importante que os pais ofereçam essa informação como "algo que achei interessante e útil" e não como se considerassem o professor completamente desinformado sobre o transtorno.

Comunicar-se com professores do fim do ensino fundamental e do ensino médio pode ser mais difícil, porque, na maioria das escolas, os anos desses níveis não contam com apenas um único professor, mas com professores diferentes para cada disciplina. Pais que desejem falar sobre seus filhos com cada um de seus professores podem ter de fazer várias visitas à escola. Alguns desses professores podem estar dispostos a fazer comentários breves de forma semanal para indicar se o estudante com TDAH conseguiu realizar as tarefas determinadas na semana anterior e se tem vindo para as aulas todos os dias adequadamente preparado. Receber um relatório de tal natureza de cada professor permite que os pais recompensem seus filhos por um bom desempenho e o incentivem a melhorar seu trabalho na semana seguinte. Essa abordagem recebe a denominação de boletim comportamental diário/semanal. Estudos recentes têm documentado a eficiência desse boletim em reduzir o comportamento inadequado ligado ao TDAH nas escolas.[19] Tal intervenção possibilita a comunicação entre pais e professores sobre o comportamento na escola, promovendo uma cobertura mais ampla para intervenções que utilizem reforços e premiações. Para uma explicação rápida sobre o uso diário de boletins comportamentais, assista ao vídeo indicado a seguir. Porém, é importante que os pais não sobrecarreguem o professor com uma carga diária extra de trabalho burocrático.

Os pais com frequência precisam exercer um papel importante de suporte e controle das tarefas escolares e temas de casa para estudantes do ensino fundamental e do ensino médio com TDAH. O mais básico é monitorar se o estudante

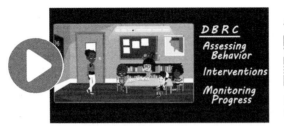

Acesse

https://www.youtube.com/watch?v=vSUyjZrh-W4

mantém o controle de suas tarefas, se sabe o que foi pedido e se está a par das datas de entrega. Muitos estudantes relutam em fazer uso de agendas para anotar as tarefas de cada disciplina, mas esse recurso é necessário para aqueles que não conseguem acompanhar as atividades de outra forma.

Também é essencial ajudar o aluno a encontrar um horário e um local adequados para fazer suas tarefas sem ser distraído por televisão, internet, celular ou mídias e redes sociais. Isso pode ser obtido determinando-se horários específicos para as tarefas escolares em que tais distrações não serão permitidas, podendo, entretanto, haver pausas programadas nesses momentos.

Alguns estudantes se beneficiam quando conversam com os pais diariamente sobre as tarefas que precisam fazer, discutindo quais devem ser priorizadas e quanto tempo será razoável para completá-las. Muitos também são auxiliados por cadernos de anotações e papéis com notas, mas são necessárias limpezas ocasionais desses recursos. Alguns podem, ainda, precisar de ajuda dos pais para providenciar materiais e livros para projetos especiais.

Os pais também podem auxiliar os filhos em revisões para provas e exames. No caso de estudantes mais velhos, as revisões podem ser mais produtivas se forem realizadas em grupos de estudo com poucos componentes. Antes do encontro, eles podem dividir o conteúdo que deve ser coberto, de forma que cada estudante revise uma parte do assunto de maneira aprofundada e, então, aplique perguntas aos demais membros do grupo sobre aquele assunto em particular.

Independentemente da idade do estudante, os pais podem auxiliá-lo oferecendo incentivo e recompensas ocasionais pelo trabalho realizado nas tarefas escolares. Também podem oferecer simpatia quando a carga de trabalho escolar é especialmente alta ou tediosa.

Muitas vezes pode ser frustrante para os pais tentar ajudar seu filho com TDAH no manejo dos trabalhos escolares. Especialmente quando o jovem entra na adolescência e está lutando para agir e se sentir mais independente, os pais precisam encontrar um equilíbrio razoável entre fazer o suficiente para dar suporte ao estudante e evitar o "microgerenciamento" exagerado das tarefas escolares e da rotina, a fim de não promover uma resistência excessiva ou encorajar o "desamparo aprendido" ou dependência demasiada.

ACOMODAÇÕES ESCOLARES E UNIVERSITÁRIAS PARA ESTUDANTES COM TDAH

Os prejuízos das funções executivas relacionados ao TDAH fazem os estudantes com o transtorno e/ou transtornos da aprendizagem apresentarem dificuldades em relação às demandas escolares. Mesmo se forem muito inteligentes e tomarem medicação para o TDAH, esses estudantes podem ter dificuldades em dar demonstrações de seu aprendizado se não tiverem acomodações especiais para realizar os trabalhos de aula ou para fazer provas e testes. Isso pode se dever a menor velocidade de processamento, falta de atenção a detalhes, impulsividade para responder e memória de trabalho prejudicada decorrentes do transtorno.

Alguns países, como os Estados Unidos, têm leis e regulamentações que garantem acomodações específicas para estudantes com TDAH, desde que eles tenham documentação que comprove seus déficits. Outros governos ainda não oferecem esse tipo de proteção legal. Os clínicos devem estar informados sobre quais tipos de acomodações estão disponíveis nos países em que atendem e quais documentações são necessárias para o paciente se tornar elegível a esses recursos.

Em alguns países, certos processos de avaliação requerem documentações, tais como teste de quociente de inteligência (QI) padronizado e teste de desempenho, a fim de comprovar a necessidade de acomodações diferenciadas para provas e exames. Se não houver previsão legal, pais e clínicos podem tentar negociar acomodações especiais junto a professores e direção da escola ou universidade para alunos que as necessitem.

Thomas Brown[15] sumarizou as possíveis condições e acomodações que podem ser úteis para estudantes com TDAH:

- Estudantes de ensino fundamental e ensino médio:
    1. Tempo estendido para a realização de provas e exames (em geral, 1,5 vez o tempo usual).
    2. Um ambiente com o mínimo possível de distrações para a realização da prova.
    3. Um local diferenciado para o estudante na sala de aula, por exemplo, com a classe junto à mesa do professor.
    4. Uso de calculadora para aulas de matemática ou de computador para trabalhos escritos.
    5. Boletins escolares mais frequentes, possivelmente na forma de informes diários.
    6. Intervenções comportamentais, como um sistema de pontos, para reforçar o bom comportamento.
- Estudantes de ensino superior:
    1. Tempo estendido para a realização de provas e exames (em geral, 1,5 vez o tempo usual).

2. Um ambiente com o mínimo possível de distrações para a realização da prova.
3. Acesso às apresentações usadas em classe e às notas de aula.
4. Permissão para gravar as aulas, de forma que possa preparar notas de aula próprias mais adequadas.
5. Auxílio de um colega que empreste notas de aula para complementar as anotações feitas pelo aluno.

O tempo estendido para a realização de exames é a condição mais frequentemente requisitada por estudantes com TDAH ou déficits de aprendizagem. Alguns estudantes com o transtorno tendem a fazer as provas rápido demais, como se o objetivo fosse terminar a tarefa o quanto antes. Muitos outros precisam trabalhar de modo mais lento e têm muita dificuldade em demonstrar seus conhecimentos quando o teste é aplicado em um limite de tempo muito curto. Com frequência, eles precisam reler passagens de texto repetidamente apenas para conseguir compreender o que a questão da prova está solicitando.

Em testes de matemática, alunos com TDAH muitas vezes precisam de mais tempo que o usual para voltar e revisar seus cálculos e, assim, corrigir erros gerados por descuidos ou incompreensão de enunciados por não estarem prestando atenção aos detalhes. Da mesma forma, muitos alunos com TDAH necessitam de tempo extra para trabalhos de expressão escrita. Eles podem ter boas ideias sobre o que escrever e sobre quais informações usar, mas têm dificuldade em organizar essas informações e em converter seus pensamentos em sentenças e parágrafos.

ACOMODAÇÕES PROFISSIONAIS PARA ADULTOS COM TDAH

Alguns adultos com TDAH precisam de acomodações específicas em seu ambiente de trabalho para compensar o prejuízo de suas funções executivas e para serem protegidos contra a discriminação baseada em suas dificuldades. Alguns governos têm leis que proíbem a discriminação no ambiente de trabalho. Sob as determinações dessas leis, portadores do transtorno ou de déficits de aprendizagem podem ser protegidos da discriminação no recrutamento, na contratação, no pagamento, na demissão, no treinamento, na promoção e na concessão de benefícios profissionais. Tais leis também podem garantir condições de trabalho adequadas para portadores de TDAH e transtornos da aprendizagem para que trabalhem com mais eficiência.

É importante que os clínicos estejam cientes de que tipos de acomodações e proteção são previstos nas leis do país em que atuam. Também é importante que recomendem cautela a seus pacientes quanto a declarar seu diagnóstico a um potencial empregador até que tenham informações precisas não apenas sobre acomodações e condições de trabalho garantidas por lei local ou nacional, mas também sobre políticas e práticas da própria empresa e a forma como ela procede e implementa essas condições especiais de trabalho. Independentemente do que possa ser requerido por lei, contratantes ou supervisores podem, em alguns casos, penalizar com práticas discriminatórias ou término do contrato de trabalho funcionários que declaram seu diagnóstico e requerem condições de trabalho especiais em relação ao TDAH.

ESTRATÉGIAS DE AUTOGESTÃO E ENFRENTAMENTO DE DIFICULDADES PARA ADULTOS COM TDAH

Em sua obra *The adult ADHD tool KIT*, Russel Ramsay e Anthony Rostain[20] apresentam descrições detalhadas de uma variedade de estratégias que podem ser usadas por adultos para lidar com problemas crônicos ligados ao TDAH, como a desorganização, a procrastinação, a distração excessiva e o esquecimento em uma gama de atividades diárias. A seguir, são apresentadas algumas dessas estratégias:

1 Dedique 10 minutos diários para definir uma lista de coisas a fazer, mas não liste mais que 2 a 5 itens, pois assim a lista se manterá realizável.
2 Use uma agenda na qual possa anotar compromissos, horários, tarefas de trabalho e escola, bem como momentos reservados para atividades de recreação e autocuidado.
3 Revise sua agenda no começo do dia ou na noite anterior.
4 Preveja as distrações mais prováveis e as barreiras que podem impedir a realização de suas tarefas e crie formas de evitá-las.
5 Planeje atividades físicas, descanso adequado e horários de refeição regulares.
6 Considere que você conseguirá realmente cumprir seus planos apesar de sentir desconforto com eles (mesmo que não esteja no clima para a tarefa, acredite que você pode começá-la e terminá-la).
7 Use o débito automático para as contas recorrentes e lembretes eletrônicos para suas tarefas.
8 Antes de começar um novo projeto, assegure-se de que ele é realmente factível ou pondere se você não deveria recusá-lo.
9 Verifique diariamente sua correspondência e jogue fora o que não for necessário.
10 Para as tarefas que você precisa realizar, mas tem vontade de evitar, comece dedicando apenas 10 minutos, dando-se a opção de continuar além desse limite caso sinta-se pronto. Muitas vezes, começar é a parte mais difícil de uma tarefa.

AJUDANDO ADOLESCENTES E ADULTOS JOVENS A MELHORAR SUAS HABILIDADES SOCIAIS

Muitos adolescentes e adultos jovens com TDAH têm dificuldades em fazer amizades e manter relacionamentos com seus pares ou adultos mais velhos. Tais dificuldades são comuns entre pessoas com o transtorno e são agravadas por características do TEA. Elizabeth Laugeson[21] publicou *The science of making friends*, livro no qual descreve em texto, com um DVD complementar, uma excelente intervenção desenvolvida pelo Program for Education and Enrichment in Relational Skills (PEERS) da University of California, Los Angeles.

Esse programa usa métodos científicos para desdobrar habilidades sociais complexas e sofisticadas em regras concretas e em passos comportamentais que são similares aos métodos que adolescentes e jovens adultos naturalmente usam em suas relações sociais. O PEERS envolve adolescentes e jovens adultos que querem melhorar suas habilidades sociais em um curso estruturado que inclui sessões de grupo e atividades sociais, ao mesmo tempo em que seus pais participam em uma série de sessões paralelas.

As sessões com os pais buscam ajudá-los a entender regras e métodos baseados em evidências que estão sendo ensinados a seus filhos. O objetivo é auxiliá-los a se tornar "mentores" de seus filhos enquanto estes desenvolvem habilidades sociais seguindo as práticas do programa.

O PEERS utiliza vinhetas, textos e atividades de *role-play* para ajudar os participantes a aprender formas de fazer bons amigos, ter boas conversações e conhecer pessoas novas, organizar eventos com conhecidos e a lidar com o *bullying*, as provocações e outros conflitos sociais. Diferentemente de outros programas que buscam treinar as habilidades sociais, o PEERS foi empiricamente testado e mostrou-se efetivo para a maioria dos participantes, produzindo benefícios duradouros.

O livro de Laugeson traz um guia útil para os pais que querem adaptar o método do PEERS para a mentoria dos próprios filhos, bem como serve de guia para clínicos que queiram usar esse método para formar grupos de pais e filhos que estejam interessados na busca por suporte para otimizar o desenvolvimento de habilidades sociais.

TERAPIA PAI-ADOLESCENTE PARA APRIMORAMENTO DAS FUNÇÕES EXECUTIVAS E TDAH

Uma abordagem diferente para o trabalho conjunto com pais e adolescentes (tanto em grupos quanto em duplas) foca não o fazer e manter amizades, mas a colaboração no aprimoramento das interações entre pais e filhos com base nas funções executivas do adolescente e nas dificuldades causadas pelo TDAH. O foco principal do programa é o aprimoramento da interação entre pais e filhos a fim de dar suporte ao desenvolvimento das funções executivas do adolescente e a autonomia para lidar de forma eficiente com o trabalho escolar e as tarefas relacionadas. Margaret Sibley[22] descreve esse programa em seu excelente livro *Parent-teen therapy for executive function deficits and ADHD*.

Diferentemente de muitas abordagens didáticas, esse programa está fundamentado na técnica de *entrevista motivacional (EM)*, que enfatiza: a *parceria* entre família e terapeuta, com relações igualitárias entre terapeuta e membros da família; a *compaixão e a aceitação empática* por parte do terapeuta dos pais e de seus filhos como eles são, apesar de suas ambivalências acerca de realizar mudanças e das possíveis diferenças de valores entre pacientes e terapeuta; e *a evocação (as razões e ideias para a mudança emanam da família)*, em vez de um plano imposto pelo terapeuta, para a mudança de atitudes de pais e adolescentes.

O livro de Sibley é um guia detalhado para o terapeuta oferecer um menu de módulos específicos que pais e filhos possam selecionar juntos e que melhor se ajustem as suas necessidades e preocupações. Esse programa, desenvolvido na Florida International University, provê sugestões práticas para que os terapeutas forneçam conteúdo e traz um processo de foco nas preocupações expressas pela família, permitindo adaptar os módulos a objetivos e circunstâncias particulares.

RECURSOS ADICIONAIS E CONSIDERAÇÕES FINAIS

Recursos adicionais para o desenvolvimento de intervenções psicossociais para portadores de TDAH e suas famílias são apresentados na seção Referências do capítulo.

Este capítulo se encerra com dois breves comentários: é de conhecimento geral que a combinação de medicação finamente ajustada com tratamentos psicossociais customizados é a melhor intervenção para o tratamento do TDAH. Entretanto, também é verdade que, se a intervenção medicamentosa do transtorno não for acompanhada por uma educação competente do paciente e da família, bem como de outros suportes psicossociais, o tratamento será não apenas menos efetivo, mas, muitas vezes, o medicamento será descontinuado pelo paciente, apesar de o TDAH ser geralmente uma condição crônica.

Conflitos de interesse

O dr. Brown é consultor da Ironshore, Shire, Sunovian e Supernus. Ele recebe direitos autorais das seguintes editoras: Yale University Press, American Psychiatric Publishing, Routledge, Jossey-Bass/Wiley e Pearson. O dr. Kennedy não declarou conflitos de interesse.

Links para recursos *on-line*
- https://www.additudemag.com
- http://brownadhdclinic.com
- https://www.chadd.org/
- https://www.understood.org/en/learning-attention-issues/child-learning-disabilities/add-adhd
- https://www.understood.org/en/learning-attention-issues/child-learning-disabilities/add-adhd/adhd-explained-a-28-minute-primer

Para pais e profissionais
- http://adhdlectures.com/lectures.php?catindex=3

Treinamento parental: 1-2-3 Magic de Phelan
- https://youtu.be/xDmAsO-uDfg

Organização e planejamento
- http://www.homeroutines.com
- https://mindnode.com/mindnode/ios
- https://itunes.apple.com/us/app/listastic-shared-to-do-task-lists/id1025619367?mt=12

Treinamento
- https://edgefoundation.org
- http://addca.com/adhd-coach-training/Faculty-Details/david_giwerc_mcc

Kit de recursos da American Academy of Pediatrics para clínicos
- https://www.nichq.org/resource/caring-children-adhd-resource-toolkit-clinicians

Kit de recursos da Canadian ADHD Resource Alliance (CADDRA) para clínicos e outros profissionais
- https://www.caddra.ca/etoolkit-forms/

REFERÊNCIAS

1. Watson SM, Richels C, Michalek AP, Raymer A. Psychosocial treatments for ADHD: A systematic appraisal of the evidence. J Atten Disord. 2015;19(1):3-10.

2. Barkley RA. Adverse events associated with behavior management training for families experiencing parent-ADHD teen conflict. The ADHD Report. 2018;26(2):1-5.

3. Barkley RA. ADHD and the nature of self-control. New York: Guilford Press, 1997. p. 335.

4. Brown TE. Brown attention-deficit disorder scales: for adolescents and adults. San Antonio: The Psychological Corp., 1996.

5. Gioia GA, Isquith PK, Guy SC, Kenworthy L. BRIEF-2: behavior rating inventory of executive function. 2nd ed. Lutz: Psychological Assessment Resources, 2015.

6. Brown TE. A new understanding of ADHD in children and adults: executive function impairments. New York: Routledge, 2013.

7. Barkley RA, Brown TE. Unrecognized attention-deficit/hyperactivity disorder in adults presenting with other psychiatric disorders. CNS Spectr. 2008;13(11):977-84.

8. Brown TE. Developmental complexities of attentional disorders. In: Brown TE. ADHD comorbidities: handbook for ADHD complications in children and adults. Washington: American Psychiatric Pub., 2009. p. 3-22.

9. Dweck CS, Gavin M. Mindset: the new psychology of success. Rego Park: Gildan Media Corp., 2009.

10. Phelan TW. 1-2-3 magic: 3 step discipline for calm, effective and happy parenting. 6th ed. Naperville: Sourcebooks, [2016].

11. Caye A, Swanson JM, Coghill D, Rohde LA. Treatment strategies for ADHD: an evidence-based guide to select optimal treatment. Mol Psychiatry. 2018. [Epub ahead of print].

12. Bauermeister JJ, So CY, Jensen PS, Krispin O, El Din AS; Integrated Services Program Task Force. Development of adaptable and flexible treatment manuals for externalizing and internalizing disorders in children and adolescents. Rev Bras Psiquiatr. 2006;28(1):67-71.

13. Dendy CAZ. Teenagers with ADD, ADHD and executive function deficits. Bethesda: Woodbine House, 2006.

14. Brown TE. Smart but stuck: emotions in teens and adults with ADHD. San Francisco: Jossey Bass, [2014].

15. Brown TE. Outside the box: rethinking ADD/ADHD in children and adults: a practical guide. Arlington: American Psychiatric Publications, [2017].

16. Barkley RA. When an adult you love has ADHD: professional advice for parents, partners, and siblings. Washington: American Psychological Association, 2017.

17. Pera G. Is it you, me, or adult A.D.D.? stopping the roller coaster when someone you love has attention deficit disorder. San Francisco: 1201 Alarm, 2008.

18. Brown TE. Special topic: ADHD: from stereotype to science. Educational Leadership. 2015;73(2):52-56. Disponível em: http://www.brownadhdclinic.com/wp-content/uploads/2016/02/ADHD_From_Stereotype_article1-1.pdf. Acesso em: 15 nov. 2018.

19. Iznardo M, Rogers MA, Volpe RJ, Labelle PR, Robaey P. The effectiveness of daily behavior report cards for children with ADHD: a meta-analysis. J Atten Disord. 2017:1087054717734646. [Epub ahead of print].

20. Ramsay JR, Rostain AL. The adult ADHD tool kit: using CBT to facilitate coping inside and out. New York: Routledge, 2014.

21. Laugeson EA. The science of making friends: helping socially challenged teens and young adults. Hoboken: John Wiley & Sons, 2013.

22. Sibley MH. Parent-teen therapy for executive function deficits and ADHD: building skills and motivation. New York: Guilford; 2016.

ORGANIZANDO E FORNECENDO TRATAMENTO PARA O **TDAH**

David **Coghill**
Wai **Chen**
Desiree **Silva**

Após o diagnóstico, todas as crianças com transtorno de déficit de atenção/hiperatividade (TDAH) necessitam de alguma forma de intervenção, e a maioria vai precisar de tratamento por um período relativamente longo. Antes de iniciar tratamento medicamentoso em uma criança com TDAH, é importante que tanto o médico quanto os pais (cuidadores) tenham um bom entendimento a respeito do transtorno da criança. Para tanto, é essencial obter uma história completa – incluindo exposições ambientais, estresse na gravidez ou na infância –, excluir condições que se confundam com o TDAH (embora, às vezes, possam estar associadas a ele), realizar uma avaliação minuciosa que inclua informação de diversas fontes e pesquisar a existência de comorbidades associadas ao transtorno.

Manejar o TDAH pode ser uma tarefa complexa, e uma boa comunicação com paciente, família e outros profissionais aliados enriquece grandemente a jornada. Estudos concordam que atualmente existem correntes diferentes de tratamento do TDAH que variam tanto entre países (p. ex., Hinshaw e colaboradores[1]) quanto dentro de um mesmo país (p. ex., Australian Comission on Safety and Quality in Health Care[2]). Infelizmente, tentativas de explicar as razões por trás de tais variações no cuidado não obtiveram sucesso.[3] Claramente, a disponibilidade de medicamentos tem impacto nos padrões de prescrição, mas as diferenças na forma como os serviços são financiados também os influenciam. Alguns países, como os Estados Unidos, contam quase que exclusivamente com serviços de saúde privados, enquanto outros – por exemplo, Reino Unido e Escandinávia – contam com serviços que são, quase em sua totalidade, financiados pelo poder público. Outros, ainda, têm uma abordagem mista público-privada (p. ex., Alemanha, Austrália), havendo grandes variações entre os países no que diz respeito ao equilíbrio entre esses dois sistemas. Existem também diferenças consideráveis na forma como os clínicos são treinados: em alguns países, os serviços de saúde mental da infância e adolescência atendem a maioria das crianças com TDAH; em outros, esses pacientes são assistidos principalmente pela pediatria.

Em países onde o TDAH ainda é pouco reconhecido, diagnosticado e tratado, é provável que a maioria dos pacientes encaminhados para tratamento esteja no limite mais grave do espectro do transtorno, apresente altos níveis de comorbidade e tenha uma ampla gama de prejuízos que impactam significativamente todos os aspectos de suas vidas.

Embora endossemos fortemente o uso de diretrizes de prática clínica baseadas em evidências para determinar quais cuidados e tratamentos devem ser fornecidos, também reconhecemos que mesmo as melhores diretrizes encontram dificuldades para descrever de forma clara como prestar esse cuidado na prática clínica de rotina. Portanto, o objetivo deste capítulo é apresentar as evidências sobre o uso de medicamentos para tratar o TDAH e traduzi-las da forma mais acessível a fim de auxiliar o clínico a desenvolver e implementar decisões clínicas em sua prática diária. Grande parte desse trabalho decorre do estudo realizado com o European ADHD Guidelines Group (EAGG),[4-8] transpondo suas diretrizes e as de outros para a prática clínica diária.[9] Aqui, vamos descrever com clareza uma versão executável da orientação baseada em evidências, bem como estratégias para implementação, monitoramento e manutenção do uso de medicamentos para o TDAH.

O National Institute for Health and Care Excellence (NICE)[10] e outras instituições têm apoiado o desenvolvimento de caminhos estruturados de atendimento escalonado para o manejo do TDAH. O cuidado compartilhado mais típico envolve a equipe de especialistas para monitorar os cuidados e ajustar o tratamento dependendo da resposta, de efeitos adversos e quaisquer comorbidades, e a equipe de cuidados primários para prescrever medicamentos e, às vezes, acompanhar o desenvolvimento e a pressão arterial conforme exigido entre as consultas com especialistas. Embora essa seja uma abordagem sensata, claramente não é adequada para todos os sistemas de saúde. No entanto, em vez de ignorar o conceito, pode ser mais útil tentar verificar se algum conceito pode ser transferido para seu próprio sistema de saúde. Nesse sentido, e como não é possível elaborar um conjunto de recomendações que se encaixe em todos os sistemas, sugerimos que a maneira mais eficaz de ler este capítulo seja em um modo de solução de problemas, em vez de em busca de problemas. Reconhecemos que nem tudo o que sugerimos será aplicável a todas as situações, mas se você acha que algo pode ser útil, passe algum tempo pensando em como pode implementá-lo, ou algo semelhante, trabalhando em sua realidade clínica.

GERENCIANDO O TDAH

O objetivo deste capítulo é fornecer uma estrutura para organizar o cuidado no TDAH com a esperança de que isso possa ajudar a reduzir a variabilidade no manejo já mencionada. O capítulo está dividido em oito seções principais, as quais se concentram em:

1. Medicamentos disponíveis para o tratamento do TDAH
2. Compreensão de como os medicamentos para o TDAH funcionam e como usá-los efetivamente
3. Decisões sobre os alvos iniciais para tratamento
4. Início do tratamento medicamentoso
5. Monitoramento do tratamento e efeitos colaterais
6. Ajuste e troca de medicamentos
7. Circunstâncias especiais
8. Medicamentos não licenciados para o TDAH

Em cada seção, dividiremos a orientação em tarefas que devem ser abordadas em cada etapa do processo clínico. O sugerido não deve ser visto como prescritivo e, como mencionado, aconselhamos que as informações sejam usadas para estimular a discussão em equipes e serviços, para facilitar a solução de problemas relacionados a quaisquer barreiras à prática e ajudar no desenvolvimento de caminhos de cuidados baseados em evidências que possam funcionar em sistemas e circunstâncias particulares.

MEDICAMENTOS DISPONÍVEIS PARA O TRATAMENTO DO TDAH

Tanto medicamentos estimulantes quanto não estimulantes são licenciados para o tratamento do TDAH. Nem todos os medicamentos estão disponíveis em todos os países. A gama mais ampla de substâncias está disponível na América do Norte, enquanto em alguns países de baixa e média renda não há medicamentos licenciados para tratar o transtorno e, em outros ainda, mesmo que sejam licenciados, os medicamentos não estão disponíveis. Neste capítulo, vamos nos concentrar nos medicamentos mais comuns, pois também são os mais bem estudados e compreendidos. No final do capítulo, discutiremos brevemente a respeito de outros medicamentos que algumas vezes também são usados para tratar o TDAH.

Na maioria dos países, os medicamentos mais usados no tratamento do TDAH são os psicoestimulantes. Essa classe compreende: o metilfenidato, a dexanfetamina/anfetamina e vários outros derivados de anfetaminas. A anfetamina racêmica foi o primeiro medicamento estimulante usado para tratar o TDAH desde as observações de Bradley em 1937. O metilfenidato é o medicamento mais amplamente disponível para o transtorno em todo o mundo, estando licenciado, nos Estados Unidos e na maioria dos países europeus, como parte de programas abrangentes de tratamento em crianças (acima de 6 anos), adolescentes e adultos. Estão disponíveis várias formulações de liberação prolongada de metilfenidato em todo o mundo. Embora mais potentes que o metilfenidato, as anfetaminas são menos usadas na maioria dos países, sendo que, devido a preocupações com o potencial de abuso e desvio, diversos países não permitem sua comercialização. Ainda que os sais mistos de anfetamina sejam populares nos Estados Unidos, a dexanfetamina de liberação imediata é a anfetamina mais comumente utilizada no resto do mundo.

Vários produtos de anfetamina de liberação prolongada ou de longa ação estão disponíveis nos Estados Unidos, mas não estão amplamente disponíveis em outros países. A lisdexanfetamina, um pró-medicamento anfetamínico de ação prolongada devido ao mecanismo pró-fármaco, é uma opção mais recente entre os medicamentos para TDAH, sendo licenciada em várias partes do mundo. Três medicamentos não estimulantes são licenciados para o tratamento do TDAH: a atomoxetina e as formulações de libertação prolongada de guanfacina e clonidina. As formulações de liberação prolongada de guanfacina e clonidina são os únicos medicamentos com indicação específica dentro de sua licença para coadministração com estimulantes.

COMPREENSÃO DE COMO OS MEDICAMENTOS PARA O TDAH FUNCIONAM E COMO USÁ-LOS EFETIVAMENTE

Ter uma boa compreensão da psicofarmacologia em relação a neurociência do cérebro, circuitos neurais, redes de atenção, receptores e neurotransmissores aprimora significativamente o manejo efetivo do fármaco no TDAH. Isso é particularmente verdadeiro na presença de comorbidades, o que, para o TDAH, é a regra, não a exceção. As razões são as seguintes:

1 As ações de dopamina (DA) e/ou norepinefrina (NE) e as relações dose-resposta de medicamentos no TDAH não seguem uma relação linear. Na verdade, elas geralmente acompanham uma curva em forma de U invertido (Fig. 5.1).[11]
2 Os indivíduos variam consideravelmente em relação à dose necessária para resposta ótima do fármaco, duração da ação, frequência da dosagem e tendência para experimentar o efeito rebote (sintomas mais intensos do que o basal) quando a substância começa a sair do organismo. Sobretudo para os estimulantes, os efeitos clínicos variam entre os indivíduos, independentemente do peso, e são diferentes de muitos outros medicamentos usados em populações pediátricas.

3 A presença de comorbidades, como ansiedade, depressão e transtorno do espectro autista (TEA), influencia os perfis de efeitos adversos dos medicamentos e como determinada dose de medicamento impacta a janela terapêutica, dentro da qual as respostas ao tratamento se tornam ótimas.

4 Algumas crianças necessitam de tratamento combinado para obter controle total sobre seus sintomas, os quais podem incluir uma combinação de desatenção, hiperatividade, impulsividade, desregulação emocional, alteração do humor, ansiedade e tiques. Uma seleção prudente e criteriosa de agentes apropriados para uma terapia combinada (em vez de polifarmácia desinformada) é baseada no conhecimento sólido de psicofarmacologia.

Todos os medicamentos atualmente licenciados para tratamento do TDAH são pensados para atuar, pelo menos em parte, por meio de seu impacto sobre a DA ou NE. Tanto a DA como a NE são moduladores-chave dos principais circuitos cerebrais que sustentam a atenção, o sistema de recompensa e os níveis de atividade, e que supostamente apoiam o TDAH. Como descrito pela curva em forma de U invertido mencionada anteriormente, tanto níveis muito baixos quanto muito altos de DA e NE resultam em funcionamento cognitivo subótimo e estão implicados no desenvolvimento de efeitos colaterais e prejuízos. O TDAH está associado a níveis mais baixos de DA e NE; mas acredita-se que níveis altos de DA sejam uma causa-chave dos sintomas psicóticos, enquanto o excesso de NE pode levar a ansiedade, agitação ou agressividade. Um dos principais objetivos do tratamento

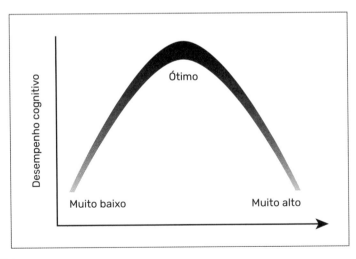

Figura 5.1
Curva de dose-resposta de norepinefrina (NE) e dopamina (DA) no córtex pré-frontal.

medicamentoso é otimizar a neurotransmissão por meio de circuitos cerebrais importantes, predominantemente glutamatérgicos, que funcionam de maneira inadequada no TDAH. O tratamento medicamentoso ajusta os níveis de DA e NE, que modulam e corrigem as transmissões glutamatérgicas subótimas.

Embora existam semelhanças entre os medicamentos, também há diferenças importantes. Essa é a razão pela qual algumas pessoas respondem melhor a um medicamento do que a outro (e também o motivo pelo qual algumas têm efeitos adversos com um e não com outro). O metilfenidato e as anfetaminas inibem tanto os transportadores da recaptação de DA (DAT) como os de NE. A função desses transportadores é remover DA e NE dos espaços sinápticos e extrassinápticos. Com o bloqueio da recaptação, aumenta a quantidade de DA e NE disponíveis, que engajam os receptores de DA (D1), melhorando, assim, a neurotransmissão, reduzindo a quantidade de "ruído" e interferência (DA) e aumentando o "sinal" (NE). A atomoxetina inibe apenas o transportador da recaptação de NE, no entanto, também aumenta os níveis de NE e DA no córtex pré-frontal (porque, no córtex pré-frontal, quase toda a DA é, de fato, absorvida pelo transportador de NE). A clonidina e a guanfacina são agonistas diretos do receptor alfa2A, portanto mimetizam a ação de NE nos receptores alfa2A pós-sinápticos e melhoram a neurotransmissão glutamatérgica, reduzindo o "ruído" e a interferência.

Receptores de dopamina

Dois são os principais receptores de DA, cada um com diferentes níveis de afinidade para DA. No tratamento do TDAH, os receptores D1 e D2 são relevantes:

1 Os *receptores D1* têm alta afinidade para DA e, portanto, estão ativados em concentrações relativamente baixas de DA. Na concentração ideal, a transmissão de D1 reduz o excesso de atividade na rede neural, diminuindo a distração e melhorando a concentração. A atividade excessiva de D1 pode levar à deterioração das funções cognitivas.

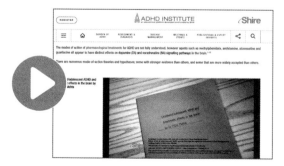

Acesse

http://adhd-institute.com/disease-management/pharmacological-therapy/mode-of-action/

2 Os *receptores D2* têm menor afinidade com a DA do que os receptores D1, necessitando de maiores concentrações de DA para sua ativação. Em níveis moderados de "phasic DA neuronal firing", a atividade de D2 estimula o sistema de recompensa e a motivação, melhorando o desempenho cognitivo. Algumas crianças e adultos podem ser extremamente sensíveis à ativação do D2, o que, por sua vez, pode resultar em declínio cognitivo, promovendo, assim, agitação, irritabilidade e paranoia, bem como, em casos, extremos, sintomas de alucinação.

Portanto, é importante que os medicamentos estimulantes sejam cuidadosamente titulados em doses que garantam níveis ótimos de atividade D1 e D2 e eficácia continuada ao longo do dia. Super ou subdosagens, bem como flutuações acentuadas dos níveis da substância ao longo do dia podem comprometer a resposta ao medicamento, levando a piora dos sintomas e deterioração do funcionamento cognitivo.

Em crianças com TEA e transtornos de ansiedade, a janela terapêutica dos estimulantes tende a ser mais estreita e desviada para a esquerda. Por isso, essas crianças são mais sensíveis a medicamentos e necessitam de doses menores para evitar efeitos colaterais como hiperfoco, agitação, ansiedade e agressividade. O conselho geral para o início do uso do medicamento em indivíduos com TDAH e comorbidades é "começar devagar e ir devagar".

Receptores noradrenérgicos

No sistema de NE, os receptores alfa2A têm alta afinidade com a NE e estão ativados em baixas concentrações de NE. Agonistas seletivos de alfa2A, como clonidina e guanfacina, aumentam os "sinais" neuronais, e esse efeito também segue uma curva dose-resposta em forma de U invertido, como ilustrado na Figura 5.1. O equilíbrio ótimo entre as concentrações sinápticas de DA e NE resulta em um balanço ideal entre atividade D1 e alfa2A,[11] que pode melhorar a memória de trabalho e o desempenho cognitivo. No entanto, a concentração excessiva de NE leva à atividade nos receptores de baixa afinidade de NE, como os receptores beta e alfa1.[12] Isso pode resultar em agitação, ansiedade, medo, excitação, agressão e raiva.

A partir de uma perspectiva clínica, a compreensão das vias neurobiológicas fornece explicações sobre: (1) o motivo pelo qual a determinação cuidadosa da dose de estimulantes e de medicamentos psicotrópicos é essencial; (2) o motivo pelo qual a combinação de estimulantes e antipsicóticos pode reduzir a emotividade, a ansiedade, a agitação e a agressividade, uma vez que os estimulantes têm como alvo os receptores D1 e alfa2A, enquanto o alvo dos antipsicóticos são os receptores D2; (3) o motivo pelo qual a guanfacina e a clonidina (agonistas alfa2A) têm um papel no tratamento do TDAH como monoterapia ou terapia combinada.

A relevância da farmacocinética das preparações dos medicamentos

Tendo explicado por que é essencial titular a dose correta de medicamento em relação à curva de resposta em U invertido, agora abordaremos como diferentes preparações de medicamentos podem determinar flutuações nos níveis sanguíneos e sintomas ao longo do dia. Tanto o metilfenidato quanto a anfetamina estão disponíveis em formulações de liberação imediata e de liberação prolongada. Mas a disponibilidade difere amplamente em todo o mundo. Diferentes preparações de liberação prolongada usam mecanismos distintos para abrandar a absorção ou liberação na circulação.[5] Por exemplo, o ConcertaR ("OROS MPH") usa um mecanismo de "bomba osmótica", com 22% da dosagem disponível liberada imediatamente do revestimento da cápsula. Além disso, cerca de 20% da dose não são liberados pelo mecanismo de "bomba", não aumentando a atividade. Levando isso em conta e a razão pela qual essas formulações foram concebidas de modo que a porção de liberação prolongada seja adequada para continuar os efeitos da porção de liberação imediata, sugere-se que sejam dosadas de tal modo que o paciente receba uma dose de liberação imediata equivalente. Por exemplo, para mudar de 10 mg de metilfenidato de liberação imediata três vezes ao dia, o clínico precisaria prescrever 45 mg de ConcertaR. Conversões semelhantes estão disponíveis para outras formulações.[13]

A Figura 5.2 ilustra os perfis farmacocinéticos de alguns medicamentos comuns usados para o tratamento do TDAH. Evidentemente, o uso duas vezes ao dia de metilfenidato de liberação imediata leva a maiores picos e vales ao longo do dia. Isso pode induzir uma ação "liga-desliga" marcada: com efeitos colaterais nos picos, mas sintomas de ruptura e rebote nos vales. Preparações de liberação prolongada tendem a produzir um perfil mais suave, com maior área sob a curva (AUC), logo, com maiores efeitos de ação.

Quando o clínico revisa a resposta ao tratamento, é essencial perguntar ao paciente e ao cuidador sobre o controle dos sintomas ao longo do dia, e não apenas uma impressão global sobre o dia todo. Recomendamos perguntar sobre resposta ao medicamento dentro de janelas de 3 ou 4 horas ao longo do dia, a fim de determinar a dosagem necessária nesses intervalos. Recomendamos também que o médico estude os perfis farmacológicos de cada medicamento prescrito.

A próxima seção foca os medicamentos específicos para o TDAH e como usá-los.

DECISÕES SOBRE OS ALVOS INICIAIS PARA O TRATAMENTO

Embora os medicamentos não sejam o único tratamento para o TDAH, geralmente são muito eficazes na redução dos sintomas centrais do transtorno (i.e., desatenção, distração e/ou hiperatividade). Eles também podem melhorar a au-

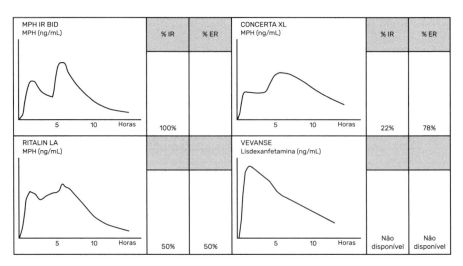

Figura 5.2
Níveis plasmáticos de metilfenidato e anfetamina ao longo do tempo com diferentes preparações e suas proporções de liberação imediata e liberação prolongada.

toestima, o desempenho escolar, o funcionamento familiar, as interações com os amigos, a memória, o humor e o sono.

A maioria das crianças com TDAH apresenta diversos problemas adicionais além dos sintomas centrais do transtorno. Isso significa que geralmente é necessário decidir qual problema (ou problemas) deve ser resolvido primeiro. Às vezes a decisão é simples (p. ex., preocupações com a proteção infantil ou suicidalidade significativa claramente superam a maioria dos demais problemas), mas, em muitas circunstâncias, a escolha depende de uma combinação de gravidade (real e percebida), importância relativa (para a criança, seus pais, a escola e o clínico), disponibilidade de um tratamento baseado em evidências e uma combinação de tomada de decisão clínica racional e pragmática. Por exemplo, relacionamento pobre com os pares, funcionamento acadêmico comprometido e baixa autoestima são frequentemente julgados como secundários aos sintomas de TDAH. Nesse caso, pareceria mais sensato tratar os sintomas do transtorno primeiro e observar o impacto disso nas demais dificuldades.

É muito importante ser claro e explícito sobre os objetivos gerais do tratamento e a ordem em que serão abordados, bem como identificar expectativas que podem não ser realistas. Dessa forma, as expectativas dos pacientes e dos pais são mais facilmente atendidas e gerenciadas, e a adesão ao tratamento provavelmente será maior.

Os alvos para tratamento do TDAH incluem:

- Sintomas principais do transtorno em casa e na escola
- Comportamento de oposição e disruptivo em casa
- Comportamento de oposição e disruptivo na escola
- Problemas acadêmicos
- Relações pais e filhos e comunicação problemática
- Relações com os pares
- Outros sintomas associados (p. ex., ansiedade, instabilidade do humor, depressão, déficits de coordenação motora, transtornos da aprendizagem específicos, prejuízos de fala e linguagem, etc.)

Embora os medicamentos sejam especialmente eficazes no tratamento dos sintomas centrais, eles também podem afetar de modo positivo outras áreas problemáticas. Ao escolher alvos para intervenção, é importante começar a pensar sobre como os resultados serão avaliados e estabelecer as características de base para que quaisquer mudanças possam ser identificadas com precisão.

A psicoeducação é a pedra angular de todas as abordagens terapêuticas para o TDAH e, quando a farmacoterapia faz parte de um programa de tratamento, é essencial que a psicoeducação inclua instruções precisas sobre os medicamentos, seus efeitos potenciais, positivos e negativos, a probabilidade de resposta, o tempo de ação esperado e a compreensão, não só em curto prazo, mas também em longo prazo, dos possíveis efeitos. Todo clínico que esteja prescrevendo ou monitorando medicamentos para TDAH precisa lançar mão desses dados prontamente, com um roteiro preparado para ser compartilhado com os pacientes e suas famílias em um ritmo que lhes permita ouvir e em uma linguagem que eles possam entender. Embora possa parecer monótono e repetitivo fornecer a mesma história várias vezes ao dia, semana após semana, é importante lembrar que, embora você tenha ouvido a história muitas vezes, ela é nova para o paciente e, geralmente, ele a ouve uma única vez. O tempo gasto explicando as coisas com cuidado nessa fase pode render grandes ganhos mais tarde em termos de aceitação e adesão às recomendações de tratamento.

Início do tratamento medicamentoso

Quando devemos iniciar um tratamento medicamentoso para o TDAH? Essa costumava ser uma questão que prometia desencadear um debate acalorado entre os médicos dos Estados Unidos e da Europa. A Europa era mais conservadora e, em geral, a farmacoterapia era reservada para aqueles com TDAH grave, e o treinamento comportamental para pais era o preferido para os casos com sintomas e comprometimento leves ou moderados. Embora ainda haja uma maior preferência pelas abordagens de treinamento dos pais na Europa e em muitos outros países em relação aos Estados Unidos, as diferenças agora são menos rígidas. Por exemplo, as recomendações mais recentes do NICE reconhecem a dificuldade na avaliação da gravidade do TDAH e sugerem que a farmacoterapia pode ser considerada como primeira linha de tratamento para o transtorno, enquanto há também algum esforço para fornecer modificações ambientais e prestar aconselhamento e apoio para o manejo apropriado das técnicas de gerenciamento parental.[10] Quando a decisão de iniciar um tratamento medicamentoso para o TDAH é tomada, é importante pensar em qual medicamento usar primeiro. Isso obviamente depende da disponibilidade. É claro que é extremamente relevante considerar quaisquer contraindicações relativas aos medicamentos para o TDAH, entre elas: alto risco de psicose, glaucoma, hipertensão e risco cardíaco conhecido – como história familiar de arritmia congênita.[4]

Escolhendo o primeiro medicamento

Como já mencionado, existem vários medicamentos e diversas formulações licenciadas para o tratamento do TDAH. Portanto, é importante pensar sobre o tamanho do efeito dos medicamentos, a ordem na qual eles devem ser prescritos e em que circunstâncias essas regras gerais devem ser quebradas. Tomadas em conjunto, as evidências de ensaios clínicos sugerem que há poucas diferenças em termos de eficácia, segurança e tolerabilidade entre o metilfenidato e os medicamentos anfetamínicos (incluindo a lisdexanfetamina), mas que esses psicoestimulantes são, pelo menos em relação a classe farmacológica, mais eficazes que os não estimulantes licenciados para uso no TDAH (atomoxetina, guanfacina e clonidina).[11,14,15] A maioria das diretrizes conclui que, quando disponível, um psicoestimulante geralmente é o medicamento de primeira escolha, e concordamos com essa posição. Há circunstâncias em que o clínico pode achar apropriado começar com um medicamento não estimulante (atomoxetina, guanfacina ou quando não há clonidina disponível), como: histórico atual ou passado de abuso de substâncias, presença de tiques ou ansiedade, ou no caso de uma forte preferência na família por evitar estimulantes. Tais circunstâncias são predileções, e não contraindicações absolutas aos estimulantes, e a presença de qualquer uma delas não deve impedir o uso de um medicamento estimulante.

As anfetaminas e o metilfenidato parecem ser igualmente eficazes e têm perfis similares de eventos adversos,[14] e ambos estão disponíveis em muitos países, tanto em preparações de curta duração e liberação imediata quanto em preparações de liberação prolongada. Quando o custo é importante e um estimulante está sendo pensado, a preparação de liberação imediata mais barata e mais flexível é muitas vezes a primeira escolha.[5] Em países de renda média baixa, essa pode ser a única opção na atenção primária. Em alguns países (p. ex., Austrália), o governo determinou que um medicamento de curta duração deve ser tentado primeiro, e que só pode ser alterado para formulações de ação intermediária ou longa se o agente de curta ação apresentar efeitos adversos significativos e a criança precisar de tratamento por um período mais prolongado ao longo do dia. Assim, é muito importante estar familiarizado com as propriedades farmacodinâmicas e farmacocinéticas dessa apresentação. Contudo, uma preparação de metilfenidato de liberação prolongada ou o pró-fármaco de anfetamina de longa ação – a lisdexanfetamina – são também frequentemente considerados como tratamento de primeira linha quando: as restrições financeiras são menos importantes; em circunstâncias nas quais é considerado essencial reduzir o estigma e aumentar a privacidade (em geral, o caso dos adolescentes); a falta de conformidade precisa ser manejada ou quando é particularmente importante reduzir a chance de desvio. Na prática, muitos clínicos começam com uma preparação de liberação prolongada e aqueles que ainda iniciam o tratamento com metilfenidato de liberação imediata geralmente mudam para a preparação de liberação prolongada após a titulação, quando a dose está estabilizada.

A escolha entre a preparação de liberação prolongada e a de longa ação depende inicialmente do que está disponível em âmbito geográfico e também do perfil de ação desejado ao longo do dia. Na Europa, questões regulatórias restringem o uso de lisdexanfetamina a pacientes que não conseguiram ter uma resposta ideal ao metilfenidato. Em outros países, o uso desse medicamento pode ser considerado como tratamento de primeira linha.

Titulação de medicamentos para o TDAH – princípios gerais

Tratar o TDAH é fácil, mas manejar adequadamente esse transtorno exige muito mais habilidade e esforço.

Há fortes evidências de que os medicamentos para o TDAH são muito eficazes na redução dos sintomas centrais e que, em muitos casos, tanto os sintomas como os prejuízos funcionais podem ser reduzidos e o comprometimento residual é mínimo.[5] Para que isso aconteça, é essencial que o paciente seja tratado com o medicamento correto nas doses ideais. Nem todo paciente responde a todos os medicamentos e, no caso dos estimulantes, não é possível prever a dose ideal antes de iniciar o tratamento. É necessário, portanto, individualizar a titulação para cada paciente em cada novo medicamento por meio de aferição cuidadosa da resposta e de quaisquer efeitos adversos.

A chave para uma titulação bem-sucedida é o uso rotineiro de instrumentos padronizados para medir a resposta ao tratamento e também para avaliar os efeitos adversos. Há uma ampla gama de ferramentas disponíveis para avaliar a resposta ao tratamento. Sugerimos a Escala de Classificação de Swanson, Nolan e Pelham-IV (SNAP-IV[16]) como medida principal dos sintomas de TDAH e resposta ao tratamento. Ela está disponível gratuitamente para uso clínico[17] e é mais eficaz quando usada como entrevista semiestruturada aplicada pelo médico com pais e paciente como informantes. Descobrimos que a SNAP-IV é mais confiável do que o questionário respondido pelos pais, pois permite que o clínico indague sobre determinados sintomas quando não está claro o quanto eles são persistentes e pervasivos no dia a dia. Descobrimos também que, quando os pais passam por um período mais difícil com comportamentos de oposição, às vezes superestimam a gravidade dos sintomas de TDAH como forma de indicar sua angústia e necessidade de apoio. Por essa razão, começamos a usar a seção de transtorno de oposição desafiante do SNAP-IV em todas as consultas clínicas, além das questões-padrão de TDAH. Isso dá aos pais a oportunidade de discutir primeiro os comportamentos de oposição de seus filhos, permitindo uma explicação mais clara e menos preconceituosa dos sintomas de TDAH. Também sugerimos que as avaliações dos professores usando a Escala de Classificação de Swanson, Kotkin, Agler, M-Flynn e Pelham (SKAMP) de 10 itens (Murray e colaboradores[18])[19] sejam coletadas em cada consulta. Além disso, pedir aos pais que entreguem e recolham a SKAMP da escola maximiza as taxas de resposta.

Embora não haja necessidade de os pacientes realizarem uma eletrocardiografia (ECG) para tomar medicamentos para o TDAH – exceto no caso de uso de antidepressivos tricíclicos (ADTs; ver seção "Medicamentos não licenciados para o TDAH") –, todos os pacientes ou cuidadores devem ser questionados sobre possíveis fatores de risco cardíaco (doença cardíaca prévia, história familiar de arritmias, morte súbita de um parente de primeiro grau antes dos 40 anos, síncope frequente no exercício, falta de ar excessiva durante o exercício) e os pacientes devem passar por um exame cardíaco (ausculta, pressão arterial e frequência cardíaca). Para efeitos adversos, é útil usar uma série padronizada de perguntas para documentar a presença ou ausência de efeitos adversos comuns e observar, quando um efeito está presente, se está prejudicando ou não. Uma lista de efeitos colaterais esperados com o uso de medicamentos para TDAH é apresentada no Quadro 5.1. O pulso, a pressão arterial, a altura e o peso devem ser medidos e mapeados de acordo com o padrão de idade e sexo correspondentes. O Dundee ADHD Care Pathway contém uma amostra *pro forma* para coletar e registrar esse tipo de informação em Coghill e colaboradores.[20]

É essencial que essas avaliações sejam feitas no início, antes da primeira dose do medicamento, a fim de que qualquer alteração possa ser avaliada com precisão. Isso é especialmente importante para potenciais efeitos adversos, já que muitas crianças com TDAH apresentam distúrbios do sono, desregulação do humor e irritabilidade.

Titulação do metilfenidato

Embora quase todas as diretrizes clínicas enfatizem a importância da titulação ao iniciar tratamentos medicamentosos para o TDAH, poucas dão conselhos sobre os aspectos práticos da titulação em um ambiente clínico de rotina. Ainda que haja várias abordagens para a titulação do metilfenidato, acreditamos que o mé-

Quadro 5.1
RESUMO DOS EFEITOS ADVERSOS DOS MEDICAMENTOS

Estimulantes – metilfenidato, anfetaminas, lisdexanfetamina
Efeitos adversos relativamente comuns incluem: insônia, diminuição do apetite, perda de peso, nervosismo, agitação, ansiedade, humor deprimido, pesadelos, desconforto abdominal, náusea, vômito, tontura, palpitações, cefaleia, déficits de visão, taquicardia, hipertensão, sudorese, erupção cutânea, dormência, formigamento ou sensação de frio nas mãos ou nos pés. Embora possam se resolver em 2 a 3 semanas, eles precisam ser monitorados, e medicamentos alternativos devem ser considerados em caso de piora. Efeitos colaterais menos comuns incluem: exacerbação de tiques motores e vocais, agressividade/hostilidade e psicose.

Não estimulantes – atomoxetina
Efeitos adversos relativamente comuns incluem: náusea (que geralmente se instala depois de algumas semanas), boca seca, perda de apetite, insônia, fadiga, constipação, tontura, disfunção erétil, sonolência, desconforto abdominal, hesitação urinária, taquicardia, hipertensão, irritabilidade, pesadelos, dispepsia, distúrbio da ejaculação, aumento da sudorese, vômitos, ondas de calor, sensação de formigamento, cócegas, distúrbio menstrual, perda de peso, depressão, dor de cabeça sinusal, dermatite e alterações do humor. Efeitos adversos incomuns, mas importantes, incluem: ideação suicida e insuficiência hepática.

Não estimulantes – guanfacina
Efeitos adversos relativamente comuns incluem: sonolência, tontura, boca seca, constipação, náuseas, cefaleia, desconforto abdominal, ganho de peso e irritabilidade. Se ocorrer sedação e sonolência, recomenda-se que o medicamento seja administrado à noite. É importante que os pacientes sejam aconselhados a contatar um profissional de saúde se eles estiverem experimentando efeitos adversos mais graves, como: tontura grave, diminuição da frequência cardíaca, desmaios, sintomas psiquiátricos ou alterações do humor (p. ex., depressão, alucinações ou ideação suicida).

todo de otimização da dose é o mais eficaz. A criança é iniciada com uma dose baixa de metilfenidato (p. ex., 5 mg de liberação imediata 2 ou 3 vezes ao dia, ou o equivalente de uma preparação de liberação prolongada). As medidas iniciais são registadas conforme descrito anteriormente, e a criança é revista após 1 a 2 semanas (consulta presencial ou por telefone), momento em que as medidas são repetidas. Se a criança melhorou e não há espaço para maiores ganhos, uma opção é continuar o tratamento com a mesma dose. No entanto, não é incomum que os pais relatem que os sintomas foram otimizados após a dose inicial, porque eles ficaram surpresos com o quanto a criança melhorou, apenas para mais tarde virem a perceber que ainda havia muito espaço para outros ganhos. Por essa razão, os clínicos costumam aumentar a dose até que não haja claramente melhora entre as doses e depois revertem para a dose mais baixa com benefício máximo e menor risco de efeitos adversos.[9]

Quando ainda há algum espaço para maiores ganhos, a dose é aumentada para o próximo nível (p. ex., de 5 para 10 mg de liberação imediata), e o paciente é novamente avaliado após 1 a 2 semanas. Geralmente, é melhor começar uma nova dose ao longo de um fim de semana, para que os pais sejam os primeiros a observar tanto os efeitos positivos quanto os efeitos adversos novos ou agravados.

A titulação é continuada até que não haja mais espaço para outros ganhos, apareçam efeitos adversos significativos ou a dose máxima de rotina seja alcançada (geralmente 20 mg três vezes ao dia para metilfenidato de liberação imediata). Para crianças mais novas e menores (< 25 kg), é feita uma pausa na titulação de 15 mg, pois os problemas de tolerabilidade são mais comuns acima dessa dose neste grupo. No entanto, se não houver efeitos adversos nesse ponto, é possível aumentar com cautela a dose, se clinicamente indicado. Embora diretrizes como as do EAGG recomendem uma dose diária máxima de cerca de 100 mg de metilfenidato,[4] recomendamos que doses superiores a 60 mg sejam normalmente consideradas apenas quando já existe uma resposta clara, mas ainda não ótima, ao tratamento. Como o clínico sabe quando o tratamento está otimizado? Embora seja importante analisar cada caso pelas próprias características, podemos dar algumas orientações gerais sobre a interpretação das pontuações nas escalas de classificação SNAP-IV e SKAMP (Tab. 5.1). A maneira mais fácil de interpretar essas pontuações é calcular a pontuação média por item. Então, uma delas visa alcançar uma pontuação menor que 1 para a pontuação total e para a das subescalas de hiperatividade/impulsividade e desatenção.

No final do período de titulação, o clínico decide se o paciente:

1. Respondeu melhor a uma dose específica.
2. Respondeu, mas não pode tolerar a dose ideal devido a efeitos adversos, e:
   – mostra uma resposta aceitável, sem efeitos adversos ou toleráveis com uma dose menor.
   – não mostra uma resposta aceitável com uma dose menor.
3. Não respondeu em qualquer dose.

Embora essa abordagem da titulação seja aceitável para a maioria das famílias, existe uma estratégia menos intensiva que pode ser mais prática em algumas situações. Aqui, os pais dão uma dose inicial de 5 mg de metilfenidato de liberação imediata em uma manhã de fim de semana/feriado, introduzem uma tarefa cognitivamente exigente cerca de uma hora depois e observam o efeito geral. Se não houver efeitos adversos, isso pode ser seguido por uma dose de 10 mg em outro fim de semana/feriado (e 15 mg em outro em adolescentes). Então, os pais tiram conclusões sobre tolerabilidade e provável efeito. Se forem favoráveis, o experimento pode ser estendido para as manhãs durante a semana letiva, e o professor

Tabela 5.1
INTERPRETAÇÃO CLÍNICA DOS ESCORES DA ESCALA DE CLASSIFICAÇÃO DE SWANSON, NOLAN E PELHAM-IV (SNAP-IV)

	Escore da SNAP-IV			Monitoramento pós-tratamento
Escore total (faixa 0-54)	Média do escore total[a]	Escore da subescala[b] (faixa 0-27)	Média do escore da subescala[a]	Interpretação clínica
0-18	≤ 1	0-9	≤ 1	Resposta muito boa/ótima: sintomas dentro da faixa normal
19-26	< 1,5	10-13	< 1,5	Resposta boa: sintomas dentro da faixa normal, mas podem ser melhorados
27-36	1,5-2	14-18	1,5-2	Resposta ainda clinicamente significativa: sintomas fora da faixa normal e resposta provavelmente inadequada; é necessário avaliar outros fatores
37-54	> 2	19-27	> 2	Resposta inadequada: muitos sintomas ainda são observados; é necessário avaliar outros fatores

[a] Calculado pela divisão do escore total/escore da subescala pelo número de itens (18 para o total; 9 para cada subescala).
[b] Subescalas de déficit de atenção ou hiperatividade/impulsividade.

mede o efeito com uma escala de classificação padronizada (p. ex., a SKAMP). Quando a eficácia está estabelecida, ainda é necessário otimizar a dose. Novamente, deve-se procurar a resposta máxima, com efeitos adversos mínimos na dose mínima. É importante lembrar que alguns efeitos adversos comuns, como perda de apetite ou distúrbios do sono, podem ser gerenciados por meio de ajuste das rotinas ou do tempo das doses.

Titulação para dexanfetamina

A titulação da dexanfetamina pode seguir os mesmos procedimentos descritos para o metilfenidato, mas com doses reduzidas (5 mg de metilfenidato correspondem a cerca de 2,5 mg de dexanfetamina). Como a meia-vida da dexanfetamina é um pouco mais longa do que a do metilfenidato, algumas crianças requerem apenas duas doses diárias, enquanto outras ainda se beneficiam com a adição de uma terceira dose.

Titulação para lisdexanfetamina

Uma abordagem semelhante à descrita para o metilfenidato pode ser usada com a lisdexanfetamina com dose inicial de 30 mg, aumentada para 50 mg e depois para 70 mg uma vez por dia, conforme necessário. Ao contrário do metilfenidato, para o qual é possível calcular a dose adequada a fim alternar entre as preparações de liberação imediata e de liberação prolongada, isso não é possível para a lisdexanfetamina e a dexanfetamina. Devido a diferenças importantes na farmacocinética e na farmacodinâmica, não é possível calcular doses equivalentes para esses dois medicamentos. Assim, embora uma resposta positiva à dexanfetamina sugira que um paciente provavelmente irá responder à lisdexanfetamina, ainda é preciso titular de forma independente ao alternar entre os dois medicamentos. A resposta ao tratamento e os efeitos adversos devem ser avaliados da mesma forma que para o metilfenidato.

Titulação para atomoxetina

A atomoxetina é prescrita para crianças e adolescentes em uma dose por peso (mg/kg) e, portanto, é geralmente mais simples de titular do que os estimulantes. O protocolo-padrão para a titulação da atomoxetina é começar com uma dose de 0,5 mg/kg, uma vez por dia, durante uma semana. O propósito dessa primeira semana é reduzir as dificuldades com os efeitos adversos iniciais (sobretudo náusea, que é muito comum, mas, em geral, transitória). A dose é aumentada para 1,2 mg/kg e mantida. Para adolescentes mais velhos e adultos, a dose máxima é limitada a 100 mg/dia. Embora muitos daqueles que vão mostrar uma resposta relatem alguns efeitos positivos após 3 a 4 semanas, um pequeno, mas significativo, número de pacientes responde tardiamente. Portanto, recomendamos que os pacientes sejam alertados sobre essa questão ao iniciar o uso de atomoxetina e que o tratamento seja continuado por 12 semanas antes que seja tomada uma decisão sobre resposta/não resposta. Quando há uma resposta parcial em 1,2 mg/kg, é aceitável aumentar a dose até 1,8 mg/kg (até um máximo de 100 mg/dia). Quando não há resposta após 12 semanas, normalmente passamos para um tratamento alternativo. Resposta ao tratamento e efeitos adversos são novamente avaliados por meio dos mesmos protocolos que foram indicados para o metilfenidato.

Titulação para guanfacina e clonidina de liberação prolongada

A guanfacina de liberação prolongada foi concebida para ser tomada uma vez por dia, de manhã ou à noite. A recomendação é começar pela dose de 1 mg/dia. Os ajustes devem ser feitos em incrementos de no máximo 1 mg/semana, dependendo da resposta. Para as crianças, nossa prática é iniciar o tratamento na dose recomendada de 1 mg por uma semana e depois aumentar para 2 mg por mais uma semana. Embora haja um número muito pequeno de pacientes que respondem a essas doses tão baixas, o principal objetivo dessa fase é avaliar os potenciais efeitos adversos (sobretudo sonolência, bradicardia e hipotensão). Em seguida, aumentamos a dose para 3 mg e reavaliamos a resposta clínica após seis semanas. Se não houver resposta a essa dose, é improvável que ocorra com uma dose maior. Quando há uma resposta parcial a 3 mg, aumentamos a dose para 4 mg (e ainda mais para adolescentes). Os ensaios clínicos identificaram uma resposta relacionada à dose e à exposição tanto para a melhora clínica quanto para eventos adversos (hipotensão, bradicardia e sedação). Para proporcionar um equilíbrio entre benefícios e riscos, recomenda-se que o intervalo de dose-alvo esteja de 0,05 e 0,12 mg/kg/dia com uma dose diária total entre 1 e 7 mg (Tab. 5.2). Após a descontinuação da guanfacina, é possível que os pacientes apresentem aumento na pressão arterial e na frequência cardíaca. Portanto, é importante instruí-los e a seus cuidadores a não interromper o uso do medicamento sem consultar o médico. O pulso e a pressão sanguínea devem ser monitorados ao reduzir a dose ou descontinuar o medicamento. A boa prática é diminuir a dose em decréscimos de não mais que 1 mg a cada 3 a 7 dias para evitar uma possível hipertensão rebote. Para aqueles que vivem em países quentes, também é muito importante prestar atenção ao estado de hidratação, pois a desidratação pode resultar em graus mais extremos de hipotensão e bradicardia.

A clonidina não tem sido estudada como tratamento para o TDAH e só é licenciada para uso nos Estados Unidos, que é também o único país a ter uma formulação de liberação prolongada desse medicamento. Em outros países, os clínicos podem usar a clonidina de liberação imediata, geralmente como um suplemento farmacológico, mas, em certos locais onde outros medicamentos para o TDAH não estão disponíveis, ela pode ser administrada como monoterapia. É difícil dar recomendações firmes sobre titulação e dosagem, pois isso ainda não foi bem estudado. As doses iniciais são geralmente em torno de 0,1 mg/dia, com aumentos em torno de 0,3 mg/dia. Um problema com a liberação imediata de clonidina é a curta duração de ação, o que exigiria pelo menos quatro doses por dia para atingir a cobertura ao longo do dia. Ao usar a clonidina, precauções similares àquelas descritas para a guanfacina devem ser seguidas. A clonidina e a guanfacina *nunca* devem ser usadas em combinação.

Tabela 5.2
FAIXA DE DOSE-ALVO RECOMENDADA PARA O USO DE GUANFACINA DE LIBERAÇÃO PROLONGADA

Peso	Faixa da dose-alvo (0,05-0,12 mg/kg/dia)
25-33,9 kg	2-3 mg/dia
34-41,4 kg	2-4 mg/dia
41,5-49,4 kg	3-5 mg/dia
49,5-58,4 kg	3-6 mg/dia
58,5-91 kg	4-7 mg/dia
> 91 kg	5-7 mg/dia

Doses acima de 4 mg/dia não foram avaliadas em crianças (6-12 anos de idade).
Doses acima de 7 mg/dia não foram avaliadas em adolescentes (13-17 anos de idade).

MONITORAMENTO DO TRATAMENTO E EFEITOS COLATERAIS

Após a instauração e a estabilização de uma farmacoterapia eficaz e otimizada, é importante implementar um sistema para monitorar o tratamento em andamento. Enquanto alguns pacientes continuam bem com o mínimo de atenção, outros necessitam de um monitoramento mais próximo, seja para garantir que a resposta clínica continue ótima, seja para minimizar o impacto dos efeitos adversos. Embora também seja essencial monitorar e manejar comorbidades, isso está além do escopo deste capítulo. Contudo, apresentamos mais adiante uma discussão restrita ao impacto das comorbidades nos tratamentos medicamentosos na seção "Circunstâncias especiais".

Vários trabalhos, incluindo o influente estudo Multimodal Treatment of ADHD (MTA), relataram que os resultados em longo prazo em relação ao tratamento do TDAH em uma comunidade são muito menos positivos do que aqueles demonstrados em estudos clínicos de curto prazo.[21,22] Argumentamos que isso provavelmente se deve ao foco reduzido em ajustar o tratamento de acordo com os resultados clínicos medidos com precisão na prática de rotina.[23] Assim como nas doenças físicas crônicas, como diabetes, asma e hipertensão, o monitoramento rigoroso dos sintomas psiquiátricos pode melhorar significativamente os resultados do tratamento.[24] Há evidências preliminares de que esse também é o caso do

TDAH.[9] Portanto, recomendamos que tanto a resposta ao tratamento quanto os efeitos adversos sejam rotineiramente monitorados e que sua avaliação demande o tempo e receba a consideração adequados. Também sugerimos o recebimento de *feedback* de professores e jovens, bem como dos pais.

Demonstramos que em uma perspectiva clínica não é necessário que um médico sênior conduza as visitas clínicas de seguimento. É possível que um assistente júnior e enfermeiras possam dar um cuidado de alta qualidade com um protocolo adequado a partir de diretrizes clínicas bem organizadas.[9] Os mesmos protocolo, processo de avaliação e escalas de medidas usados quando iniciando ou ajustando a dose de medicamento podem ser empregados para os cuidados clínicos continuados.

É uma boa prática o clínico certificar-se regular e rotineiramente se o paciente continua precisando de medicamento. Essa checagem é mais frequentemente conduzida pela retirada da medicação. Como já mencionado, para a retirada da guanfacina e da clonidina, é uma boa prática reduzir a dose, de modo gradual, ao longo de um período de vários dias a fim de evitar uma possível hipertensão rebote. Para os estimulantes e a atomoxetina, é aceitável a retirada abrupta, sem diminuir a dose. Em geral, recomenda-se o planejamento de pelo menos uma parada anual no uso do estimulante, devendo-se avaliar se os sintomas e o comprometimento retornam. Normalmente, isso é feito no período de férias, para não interferir no trabalho escolar. A necessidade continuada do medicamento é mais difícil de ser demonstrada com a atomoxetina, tendo em vista seu mecanismo de ação diferente e, em particular, seu efeito farmacodinâmico por tempo estendido. Se uma retirada curta de atomoxetina resultar em recorrência dos sintomas, então ela deve ser reiniciada. Deve-se atentar, no entanto, que mesmo que os sintomas não retornem imediatamente após uma retirada de curto prazo, ainda é possível que eles se manifestem após um intervalo mais longo. O problema é que, caso os sintomas retornem após uma descontinuação moderada a longa, podem ser necessárias várias semanas após o reinício do uso da atomoxetina para que eles sejam minimizados novamente. Isso pode ser difícil para as famílias, considerando

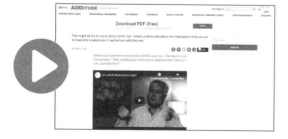

Acesse

https://www.additudemag.com/straight-answers-are-medications-safe/

que agendar novas consultas com o clínico é algo que pode demorar algum tempo. Não há uma solução simples além de garantir que a retirada seja monitorada de perto e que o paciente tenha acesso rápido e fácil a consultas, conforme necessário. As evidências dos estudos de descontinuação sugerem que também para a guanfacina muitas vezes há um período um tanto extenso antes de os sintomas retornarem completamente, embora a escala de tempo seja um pouco menor do que a observada para a atomoxetina.

Efeitos adversos dos medicamentos

Embora existam vários efeitos adversos associados ao uso de medicamentos para TDAH, alguns deles, como dificuldades para dormir e irritabilidade, podem já estar presentes antes do início do tratamento. Estimulantes são bem-tolerados em curto prazo quando usados de forma otimizada. Como estudos randomizados de longo prazo controlados por placebo não são viáveis e estudos naturalísticos de longo prazo são limitados pela ausência de controles, ainda existem lacunas significativas na literatura, embora esse cenário esteja melhorando.[25] O efeito sobre o crescimento é muitas vezes um motivo de preocupação para os pais, e os dados mais recentes sugerem que o uso de estimulantes em longo prazo está associado a uma redução modesta na altura adulta de cerca de 2,5 cm.[21] Um resumo dos efeitos adversos para medicamentos estimulantes e não estimulantes é mostrado no Quadro 5.1. Os não estimulantes têm menos efeito sobre o apetite, mas podem resultar em sonolência, em vez de insônia, que é mais comum com os estimulantes. De fato, a sonolência é o efeito adverso mais frequentemente relatado para a guanfacina e a clonidina. A segurança dos estimulantes e da atomoxetina foi revisada de forma abrangente.[26,27] A atomoxetina tem um aviso tarja preta para ideação suicida. Embora a associação entre suicidalidade e atomoxetina não seja clara e a ocorrência seja rara, é importante monitorar esse aspecto durante o tratamento. É nossa política perguntar sobre suicidalidade, que é mais comum no TDAH, em todas as consultas, independentemente do tratamento que está sendo prescrito. Raramente, a atomoxetina causa danos reversíveis ao fígado (1 em 1 milhão), o que em geral se apresenta como icterícia. Se isso ocorrer, o medicamento deve ser descontinuado e o paciente deve ser examinado com urgência.

Também é importante monitorar e mapear o crescimento, o peso, a frequência cardíaca e a pressão arterial durante o tratamento e fazer os devidos ajustes e encaminhamentos, caso esses aspectos se desviem significativamente do normal esperado para idade e sexo. A questão da troca de medicamentos como consequência de efeitos adversos é discutida na seção "Ajuste e troca de medicamentos" a seguir. Para mais sugestões sobre o manejo dos efeitos adversos, consulte Graham e colaboradores[6] e Cortese e colaboradores.[8] O risco de efeitos adversos cardiovasculares graves secundários aos medicamentos para TDAH é baixo,[28] especialmente quando uma avaliação cardiológica eficiente foi realizada antes do início do tratamento. Também é aconselhável que os pacientes sejam questionados sobre sintomas cardíacos (falta de ar excessiva, dor torácica ao esforço e síncope frequente) a cada visita de acompanhamento.[7] No entanto, ainda existem preocupações válidas para os psicoestimulantes e a atomoxetina em relação ao aumento do pulso e da pressão arterial. Para a maioria, esses aumentos são moderados, mas uma minoria desenvolve hipertensão iatrogênica. Embora isso possa ser manejado pela redução ou interrupção do medicamento para TDAH, geralmente resulta em retorno complicado dos sintomas. Após uma avaliação clínica completa e uma investigação da hipertensão, outra opção é adicionar ou mudar para guanfacina ou clonidina (que reduz a pressão arterial) ou tratar a hipertensão.[7] Claro, isso não pode acontecer a menos que o problema seja identificado. Portanto, é essencial que a frequência cardíaca e a pressão arterial sejam verificadas a cada visita de acompanhamento e os resultados devem ser comparados com os gráficos padronizados de idade, sexo e altura.[9]

AJUSTE E TROCA DE MEDICAMENTOS

Quando há uma falha na resposta a um medicamento em particular ou quando um paciente é incapaz de tolerar um fármaco devido a efeitos adversos, é necessário considerar o ajuste ou a mudança do tratamento. Em geral, embora os problemas possam ter sido reconhecidos nos cuidados primários, tais alterações no plano de tratamento devem ser realizadas por especialistas em serviços de saúde mental e infantil ou pediatras. Isso é particularmente verdadeiro quando a não resposta é esperada, pois há várias considerações gerais que precisam ser abordadas antes que uma decisão possa ser tomada sobre a resposta clínica mais apropriada. Tais considerações incluem revisar a dosagem (sempre garanta que uma dose adequada tenha sido aplicada antes de mudar o tratamento) e abordar questões de aderência (a entrevista motivacional pode ajudar na aderência e, no caso de estar sendo utilizada uma preparação de liberação imediata, tentar uma de liberação prolongada) e diagnóstico. Também é importante garantir que a não resposta aparente não seja devida a um distúrbio ou problema coexistente que não esteja sendo tratado atualmente. Essas e outras questões que devem ser consideradas antes de mudar o tratamento estão descritas no Quadro 5.2.

Para estimulantes, a regra geral é que 70% dos pacientes têm uma forte resposta clínica ao metilfenidato e 70% a uma anfetamina, com 90 a 95% respondendo bem a um ou outro (é claro que nem todos com boa resposta clínica toleram esse medicamento). Embora, às vezes, um paciente que apresenta efeitos adversos para um estimulante possa ter problemas semelhantes com o outro, isso não é o que sempre ocorre. Quando um paciente não responde ou apresentou efeitos adver-

Quadro 5.2
QUESTÕES QUE DEVEM SER AVALIADAS PELO CLÍNICO ANTES DA SUBSTITUIÇÃO DE UM MEDICAMENTO

- Titulei corretamente?
- O paciente está com a dose máxima?
- Este medicamento/esta preparação funciona bem a qualquer hora do dia?
- Tenho informações suficientes da escola?
- Os pais e a escola estão de acordo sobre os efeitos do medicamento?
- Estou tratando os sintomas corretos?
- Existe uma explicação comportamental para o medicamento perder o efeito?
- O que mais está acontecendo na vida do paciente/vida familiar?
- O medicamento está funcionando, mas os efeitos estão limitados?
- Há alguma comorbidade que não detectei?
- O diagnóstico está correto?

sos intoleráveis a seu primeiro estimulante, é normalmente aceitável considerar a mudança para outra classe (i.e., de metilfenidato para uma anfetamina ou de uma anfetamina para metilfenidato). Naturalmente, alguns pacientes, sobretudo aqueles com efeitos adversos, ficam desconfortáveis com essa troca e seus desejos devem ser sempre levados em consideração.

Para aqueles que não responderam a ambas as classes de estimulantes, a mudança para um medicamento não estimulante (p. ex., atomoxetina ou guanfacina de liberação prolongada [ou, nos Estados Unidos, clonidina de liberação prolongada]) é, muitas vezes, a escolha mais apropriada. Como não há dados para ajudar a prever quem responderá a qualquer um dos medicamentos para TDAH, cada novo medicamento deve ser experimentado e testado, um de cada vez. Para aqueles que têm uma resposta parcial a um estimulante, pode ser apropriado considerar a adição de um agonista alfa2 (guanfacina ou clonidina), pois estes têm perfil de eventos adversos e perfil de segurança muito diferentes em comparação a um dos estimulantes ou atomoxetina, tornando o tratamento combinado mais seguro do que adicionar atomoxetina a um estimulante.

CIRCUNSTÂNCIAS ESPECIAIS

Quando o TDAH ocorre em associação com outros transtornos, geralmente é necessário algum ajuste no plano de tratamento. Embora muitas vezes existam poucas evidências formais para fundamentar essas decisões, apresentamos as seguintes recomendações.

TDAH e depressão
O clínico deve determinar qual transtorno precisa ser tratado primeiro. Se é a depressão que está causando os prejuízos mais graves, então as diretrizes de tratamento para depressão devem ser seguidas. Após tratar a depressão, os sintomas de TDAH podem ser abordados seguindo os princípios descritos anteriormente. Quando o TDAH tiver de ser tratado primeiro, o medicamento estimulante, se necessário, deve ser titulado cuidadosamente, pois isso pode afetar ainda mais o humor. Caso contrário, o tratamento deve seguir o caminho usual, com abordagens secundárias sendo oferecidas para depressão, caso não seja resolvida com o tratamento do TDAH. O potencial para interações medicamentosas deve sempre estar em mente. Isso é particularmente relevante para atomoxetina e fluoxetina, ambas metabolizadas pela enzima CYP2D6, cuja coprescrição pode levar a aumento dos níveis dos dois fármacos.

TDAH e ansiedade
Embora existam algumas evidências sugerindo que pacientes com TDAH e com transtornos de ansiedade comórbidos nem sempre respondem tão bem ao metilfenidato como aqueles sem essa comorbidade, isso não é o mesmo que dizer que os estimulantes são ineficazes na presença de ansiedade, e, certamente, a ansiedade não é uma contraindicação para seu uso. O estudo MTA não relatou efeitos adversos da ansiedade na resposta medicamentosa para o TDAH ou outros desfechos, mas sugeriu que os desfechos classificados pelos pais para aqueles com ansiedade comórbida foram melhorados pela adição de terapia psicossocial.[29] Há algumas evidências indicando que a atomoxetina pode reduzir os sintomas de ansiedade na presença de TDAH e, portanto, pode ser considerada em tais casos. Entretanto, uma avaliação de estresses psicológicos adicionais na criança é essencial, e se eles não puderem ser simplesmente aliviados, então o tratamento psicológico pode ter mais a oferecer do que ensaios medicamentosos repetidos.

TDAH e tiques
Tiques comórbidos às vezes podem ser agravados por estimulantes. Isso não é inevitável, e os estimulantes são úteis às vezes para a hiperatividade observada na síndrome de Tourette. A guanfacina e a clonidina são alternativas, pois ambas demonstraram reduzir os tiques, além de serem eficazes no TDAH.[30] A atomoxetina também é uma opção que parece menos propensa a exacerbar os tiques do que os estimulantes. Quando a guanfacina, a clonidina e a atomoxetina forem ineficazes na redução dos tiques e eles continuarem a causar prejuízo psicossocial significativo ou quando o metilfenidato, embora eficaz para os sintomas centrais do TDAH,

estiver exacerbando os tiques (e quando a redução da dose não levar a uma melhora), o uso de um medicamento redutor de tique, seja em monoterapia ou associado ao medicamento para TDAH (p. ex., aripiprazol, risperidona, pimozida, tiaprida e inibidor seletivo da recaptação de serotonina [ISRS]), parece ser indicado. Alguns verificadores de interação medicamentosa alertam contra a combinação de estimulantes com os alfa2-agonistas guanfacina e clonidina devido a possíveis distúrbios de ritmo cardíaco. Em geral, o risco parece baixo, mas cuidados especiais devem ser tomados em casos de vulnerabilidade preexistente, isto é, quando há história pessoal ou familiar de arritmias, malformações cardíacas ou morte súbita.[31] Além disso, o risco de hipertensão rebote após uma parada repentina dos alfa2-agonistas quando administrados em associação a um estimulante pode ser exacerbado e, portanto, os devidos cuidados devem ser tomados por meio de diminuição mais lenta do alfa2-agonista, caso seja necessário interromper seu uso. A terapia comportamental também pode ser útil para tiques e sintomas obsessivos.

TDAH e transtorno do espectro autista

É sempre apropriado que esses casos, geralmente complexos, sejam vistos por uma equipe multidisciplinar de serviços especializados. Há poucas evidências de testes, mas sugerimos que, quando o TDAH é comórbido ao autismo, um teste de medicamento para os sintomas de TDAH seja considerado. Os medicamentos devem ser iniciados com a dose clínica mais baixa e titulados lenta e cuidadosamente, uma vez que crianças sob tal condição têm maior probabilidade de sofrer efeitos adversos, mesmo em doses baixas. Os estimulantes geralmente são os mais úteis, com a evidência mais forte para o metilfenidato. A atomoxetina, a clonidina, a guanfacina e até a risperidona e o aripiprazol podem ser úteis. Terapia comportamental, visando os sintomas de TDAH, também é recomendável.

TDAH e abuso de substâncias

Há poucas evidências de pesquisas que orientem os médicos no tratamento de pessoas com TDAH e transtorno por uso de substância estabelecido. Os planos de tratamento devem abordar ambos os transtornos e incluir intervenções psicossociais destinadas a reduzir o uso de substâncias e prevenir a recaída. Existem indicações de que o tratamento eficaz dos sintomas centrais do TDAH pode melhorar o manejo terapêutico do uso de substâncias. As terapias farmacológicas para o TDAH devem ser iniciadas com cautela e sob supervisão rigorosa. É improvável que a atomoxetina seja usada como substância de abuso, e os estimulantes de liberação prolongada ou a lisdexanfetamina apresentam menor probabilidade de provocá-lo do que suas contrapartes de liberação imediata. Em algumas regiões (p. ex., na Austrália Ocidental), os pacientes que tomam medicamentos não prescritos não recebem agentes estimulantes, por isso precisam comprovar, por meio de testes regulares, que não têm substâncias presentes no organismo.

MEDICAMENTOS NÃO LICENCIADOS PARA O TDAH

Bupropiona
A bupropiona, um antidepressivo, demonstrou ser melhor do que placebo no tratamento dos sintomas de TDAH em crianças. Sua eficácia, porém, é menor do que a dos estimulantes. A bupropiona pode causar náusea, insônia e palpitações, também pode desencadear tiques e reações dermatológicas, como erupções cutâneas e urticária, que podem ser graves e exigir sua descontinuação. Além disso, ela aumenta o risco de convulsões, mas esse efeito é minimizado se a dose for mantida em até 300 mg/dia.

Antidepressivos tricíclicos
A imipramina, a desipramina, a nortriptilina, a amitriptilina e a clomipramina demonstraram ser superiores ao placebo no tratamento dos sintomas de TDAH, mas são menos eficazes que os estimulantes. Eles raramente são usados devido a preocupações realistas sobre potencial cardiotoxicidade. Foram notificadas mortes súbitas em crianças que recebiam doses terapêuticas de ADTs, mais frequentemente desipramina. Os ADTs também são muito perigosos em caso de *overdose*. Apesar dessas preocupações, ainda pode haver um papel limitado para essas substâncias em países onde nenhum outro medicamento para TDAH está disponível. Embora a evidência mais clara de eficácia esteja relacionada à desipramina, o potencial para morte súbita limita seu uso e pode ser prudente, se um ADT for usado, considerar a imipramina ou a nortriptilina antes da desipramina. Uma dose inicial entre 10 e 25 mg uma vez por dia é habitual, e pode ser gradualmente aumentada após

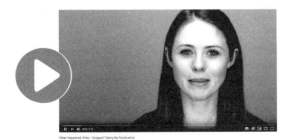

Acesse

https://www.youtube.com/watch?v=rD9qK8-sMGQ

alguns dias para duas vezes ao dia e depois ajustada com base nos desfechos clínicos e efeitos adversos. O paciente deve realizar um exame físico completo com registro de ECG antes de iniciar o tratamento. Este deve ser considerado apenas se os seguintes limites não forem excedidos no ECG: 200 ms para o PR, 120 ms para o QRS e 450 ms para o QTc, e a frequência cardíaca deve ser regular e não superior a 100 bpm. Se houver história pessoal de arritmias, tontura, desmaios, palpitações ou anormalidades cardíacas, uma avaliação mais completa por um cardiologista é apropriada. História familiar de morte súbita e/ou arritmias potencialmente fatais deve ser motivo para evitar o uso de ADTs. Os efeitos clínicos podem se tornar evidentes após alguns dias, mas a resposta completa pode levar semanas e a dose geralmente requer diversos ajustes. A dose terapêutica habitual é de 0,7 a 3,5 mg/kg/dia. O ECG, a frequência cardíaca e a pressão arterial devem ser monitorados quando um estado estacionário é atingido (em geral após 4 a 5 dias de tratamento) e cada vez que a dose é aumentada acima de 3 mg/kg/dia. A interrupção abrupta pode desencadear sintomas de abstinência, como náusea, vômito, dor de cabeça, letargia e sintomas semelhantes aos da gripe. Para evitar sintomas de abstinência, o medicamento deve ser gradualmente reduzido, diminuindo-se a dose em 10 a 25 mg a cada 2 ou 3 dias até a interrupção completa.

Antipsicóticos atípicos
Embora existam evidências limitadas para apoiar um efeito de antipsicóticos atípicos sobre comportamentos agressivos, especialmente no contexto do TEA, não há indícios que apoiem sua eficácia para o tratamento do TDAH. Além disso, a evidência de que crianças e adolescentes tratados com essas substâncias apresentam maior risco de efeitos adversos graves, incluindo distonias, discinesias e síndrome metabólica, é convincente.

Conflitos de interesse
O professor Coghill reporta doações do Programa FP7 da União Europeia e Shire; honorários de Shire, Eli-Lilly, Novartis e Janssen-Cilag. Atuou como consultor da Shire e da Lundbeck, e recebeu direitos autorais da Oxford University Press. Ele foi membro dos grupos de diretrizes para TDAH, depressão e transtorno bipolar da British Association for Psychopharmacology. Os professores Silva e Chen relatam não ter conflitos de interesse.

REFERÊNCIAS

1. Hinshaw SP, Scheffler RM, Fulton BD, Aase H, Banaschewski T, Cheng W, et al. International variation in treatment procedures for ADHD: social context and recent trends. Psychiatr Serv. 2011;62(5):459-64.

2. Australian Comission on Safety and Quality in Health Care. Attention deficit hyperactivity disorder medicines dispensing 17 years and under. In: Australian Comission on Safety and Quality in Health Care. Australian atlas of healthcare variation. Sydney: Australian Commission on Safety and Quality in Health Care, 2015. Cap. 4.10, p. 249-256.

3. Sayal K, Prasad V, Daley D, Ford T, Coghill D. ADHD in children and young people: prevalence, care pathways, and service provision. Lancet Psychiatry. 2018;5(2):175-186.

4. Taylor E, Döpfner M, Sergeant J, Asherson P, Banaschewski T, Buitelaar J, et al. European clinical guidelines for hyperkinetic disorder -- first upgrade. Eur Child Adolesc Psychiatry. 2004;13 Suppl 1:I7-30.

5. Banaschewski T, Coghill D, Santosh P, Zuddas A, Asherson P, Buitelaar J, et al. Long-acting medications for the hyperkinetic disorders. A systematic review and European treatment guideline. Eur Child Adolesc Psychiatry. 2006;15(8):476-95.

6. Graham J, Banaschewski T, Buitelaar J, Coghill D, Danckaerts M, Dittmann RW, et al. European guidelines on managing adverse effects of medication for ADHD. Eur Child Adolesc Psychiatry. 2011;20(1):17-37.

7. Hamilton RM, Rosenthal E, Hulpke-Wette M, Graham JG, Sergeant J, European Network of Hyperkinetic Disorders. Cardiovascular considerations of attention deficit hyperactivity disorder medications: a report of the European Network on Hyperactivity Disorders work group, European Attention Deficit Hyperactivity Disorder Guidelines Group on attention deficit hyperactivity disorder drug safety meeting. Cardiol Young. 2012;22(1):63-70.

8. Cortese S, Holtmann M, Banaschewski T, Buitelaar J, Coghill D, Danckaerts M, et al. Practitioner review: current best practice in the management of adverse events during treatment with ADHD medications in children and adolescents. J Child Psychol Psychiatry. 2013;54(3):227-46.

9. Coghill D, Seth S. Effective management of attention-deficit/hyperactivity disorder (ADHD) through structured re-assessment: the Dundee ADHD Clinical Care Pathway. Child Adolesc Psychiatry Ment Health. 2015;9:52.

10. National Institute for Health and Care Excellence. Attention deficit hyperactivity disorder: diagnosis and management. London: NICE, 2018.

11. Huss M, Chen W, Ludolph AG. Guanfacine extended release: a new pharmacological treatment option in Europe. Clin Drug Investig. 2016;36(1):1-25.

12. Arnsten AF, Rubia K. Neurobiological circuits regulating attention, cognitive control, motivation, and emotion: disruptions in neurodevelopmental psychiatric disorders. J Am Acad Child Adolesc Psychiatry. 2012;51(4):356-67.

13. Coghill D, Sinita E. Pharmacology for ADHD, tourette syndrome and autism spectrum disorder. In: Huline-Dickens S, editor. Clinical topics in child and adolescent psychiatry. London: Royal College of Psychiatrists, 2014. p. 74-93.

14. Hodgkins P, Shaw M, Coghill D, Hechtman L. Amfetamine and methylphenidate medications for attention-deficit/hyperactivity disorder: complementary treatment options. Eur Child Adolesc Psychiatry. 2012;21(9):477-92.

15. Savill NC, Buitelaar JK, Anand E, Day KA, Treuer T, Upadhyaya HP, et al. The efficacy of atomoxetine for the treatment of children and adolescents with attention-deficit/hyperactivity disorder: a comprehensive review of over a decade of clinical research. CNS Drugs. 2015;29(2):131-51.

16. Swanson JM. SNAP-IV 26-item teacher and parent rating scale. Hamilton: Collaborative Mental Health Care, [s. d.]. Disponível em: http://www.shared-care.ca/files/Scoring_for_SNAP_IV_Guide_26-item.pdf. Acesso em: 16 nov. 2018.

17. Bussing R, Fernandez M, Harwood M, Wei Hou, Garvan CW, Eyberg SM, et al. Parent and teacher SNAP-IV ratings of attention deficit hyperactivity disorder symptoms: psychometric properties and normative ratings from a school district sample. Assessment. 2008;15(3):317-28.

18. Murray DW, Bussing R, Fernandez M, Wei Hou, Garvan CW, Swanson JM, et al. Psychometric properties of teacher SKAMP ratings from a community sample. Assessment. 2009;16(2):193-208.

19. Wigal SB, Gupta S, Guinta D, Swanson JM. Reliability and validity of the SKAMP rating scale in a laboratory school setting. Psychopharmacol Bull. 1998;34(1):47-53.

20. Coghill D, Lim SC, Gomez Flores L, Seth S, Dunlop G, Geddes A, et al. Dundee ADHD continuing care proforma (revised). Dundee: University of Dundee, 2015. Disponível em: https://discovery.dundee.ac.uk/en/datasets/dundee-adhd-continuing-care-proforma-revised. Acesso em: 16 nov. 2018.

21. Swanson JM, Arnold LE, Molina BSG, Sibley MH, Hechtman LT, Hinshaw SP, et al. Young adult outcomes in the follow-up of the multimodal treatment study of attention-deficit/hyperactivity disorder: symptom persistence, source discrepancy, and height suppression. J Child Psychol Psychiatry. 2017;58(6):663-678.

22. Langley K, Fowler T, Ford T, Thapar AK, van den Bree M, Harold G,et al. Adolescent clinical outcomes for young people with attention-deficit hyperactivity disorder. Br J Psychiatry. 2010;196(3):235-40.

23. Banaschewski T, Buitelaar J, Coghill DR, Sergeant JA, Sonuga-Barke E, Zuddas A, et al. The MTA at 8. J Am Acad Child Adolesc Psychiatry. 2009;48(11):1120-1; author reply 1123-4.

24. Knaup C, Koesters M, Schoefer D, Becker T, Puschner B. Effect of feedback of treatment outcome in specialist mental healthcare: meta-analysis. Br J Psychiatry. 2009;195(1):15-22.

25. Craig SG, Davies G, Schibuk L, Weiss MD. Long-term effects of stimulant treatment for ADHD: what can we tell our patients? Current Developmental Disorders Reports. 2015;2(1):1-9.

26. Reed VA, Buitelaar JK, Anand E, Day KA, Treuer T, Upadhyaya HP, et al. The safety of atomoxetine for the treatment of children and adolescents with attention-deficit/hyperactivity disorder: a comprehensive review of over a decade of research. CNS Drugs. 2016;30(7):603-28.

27. Graham J, Coghill D. Adverse effects of pharmacotherapies for attention-deficit hyperactivity disorder: epidemiology, prevention and management. CNS Drugs. 2008;22(3):213-37.

28. Hennissen L, Bakker MJ, Banaschewski T, Carucci S, Coghill D, Danckaerts M, et al. Cardiovascular effects of stimulant and non-stimulant medication for children and adolescents with ADHD: a systematic review and meta-analysis of trials of methylphenidate, amphetamines and atomoxetine. CNS Drugs. 2017;31(3):199-215.

29. March JS, Swanson JM, Arnold LE, Hoza B, Conners CK, Hinshaw SP, et al. Anxiety as a predictor and outcome variable in the multimodal treatment study of children with ADHD (MTA). J Abnorm Child Psychol. 2000;28(6):527-41.

30. Roessner V, Plessen KJ, Rothenberger A, Ludolph AG, Rizzo R, Skov L, et al. European clinical guidelines for Tourette syndrome and other tic disorders. Part II: pharmacological treatment. Eur Child Adolesc Psychiatry. 2011;20(4):173-96.

31. Vitiello B. Understanding the risk of using medications for attention deficit hyperactivity disorder with respect to physical growth and cardiovascular function. Child Adolesc Psychiatr Clin N Am. 2008;17(2):459-74, xi.

CONVERSANDO SOBRE **TDAH** COM PACIENTES E SUAS FAMÍLIAS

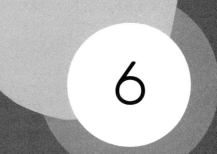

6

Luis Augusto **Rohde**
Olayinka Olusola **Omigbodun**
Manfred **Gerlach**
Yi **Zheng**

O transtorno de déficit de atenção/hiperatividade (TDAH) é, ao mesmo tempo, um dos mais prevalentes e mais controversos transtornos mentais da infância. Este capítulo visa discutir alguns mitos e dúvidas que as famílias frequentemente têm a respeito do TDAH. Os autores apresentam maneiras simples de pediatras, médicos de família e profissionais da área de saúde mental de países de baixa e média renda (PBMR) traduzirem o conhecimento científico atual sobre o transtorno para famílias, usando exemplos em uma linguagem acessível.

Este capítulo também busca, tanto na literatura científica como em *sites* direcionados a pacientes côm TDAH e a seus familiares, informações sobre os 10 mitos e dúvidas mais frequentes sobre o transtorno, ou seja:

1 O TDAH não é um transtorno real, todos têm um pouco disso!
2 Não existem anormalidades ou disfunções cerebrais no TDAH.
3 Como pode uma criança que passa horas focada no *videogame* ter TDAH? Será que o TDAH não é apenas outra palavra para preguiça ou falta de vontade?
4 O TDAH é um transtorno causado por demandas da sociedade moderna.
5 Como meu filho tem TDAH se não é hiperativo?
6 O TDAH é culpa minha porque não dei disciplina o bastante para meu filho?

7   O TDAH ocorre apenas em crianças.
8   E sobre o futuro? Meu filho terá TDAH para sempre?
9   As crianças com TDAH são menos inteligentes.
10 As crianças que usam medicamento para TDAH são mais suscetíveis ao abuso de substâncias quando se tornam adolescentes.

Pediatras, médicos de família e profissionais da área da saúde mental em PBMR estão sobrecarregados com o trabalho clínico, o que dificulta que tenham tempo suficiente, durante as consultas com pacientes com TDAH, para resolver completamente as dúvidas e preocupações sobre o transtorno. Entretanto, não abordar essas questões configura um grande risco para a não adesão ao tratamento. Uma literatura robusta mostra que a conformidade com as recomendações médicas depende do entendimento claro do transtorno e dos riscos do tratamento e do não tratamento.[1] Visto que pacientes com TDAH podem ter sintomas como esquecimento e impulsividade, bem como características de personalidade, como elevada tendência a assumir riscos, que interferem ainda mais na adesão ao tratamento, esclarecer suas dúvidas é essencial para a aceitação do manejo terapêutico. De outra forma, eles irão adquirir informações sobre o transtorno na internet e/ou na mídia leiga, que nem sempre retratam o TDAH de forma adequada.[2] Todavia, há exceções que podem ser compartilhadas com as famílias, como o vídeo a seguir.

No final do capítulo, são apresentadas várias formas como nós e outros descrevemos o TDAH para pacientes e seus familiares. Contudo, vamos começar elucidando os 10 mitos e dúvidas mais frequentes.

OS 10 MITOS E DÚVIDAS MAIS FREQUENTES SOBRE O TDAH

O TDAH NÃO É UM TRANSTORNO REAL, TODOS TÊM UM POUCO DISSO!

Provavelmente não há um mês em que não vemos uma notícia em um dos maiores jornais ou revistas ao redor do mundo ou um programa de televisão retratando o TDAH como um transtorno que não é real ou como uma condição inventada

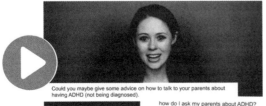

Acesse

https://www.youtube.com/watch?v=YsREaxPHIZU

pela indústria farmacêutica para vender medicamentos. Inúmeros autores, sobretudo de áreas como a psicologia social, também afirmam que o TDAH não é um transtorno válido.[3] Isso gera muita confusão, incerteza e medo para famílias que encaram o diagnóstico do transtorno pela primeira vez.

Analisando atentamente esses artigos, percebe-se que seus argumentos centrais tendem a ser: todo mundo têm um toque de desatenção e/ou de hiperatividade e não existem marcadores biológicos para o transtorno. O primeiro argumento vai ser abordado aqui; já o segundo, na próxima seção.

Dados provenientes de neuroimagem e estudos genéticos, como apresentado nos capítulos anteriores e na literatura,[4] indicam claramente que o TDAH é uma condição dimensional e não categórica. Uma condição categórica é aquela que ou está presente ou está ausente. Pode-se citar como exemplo uma infecção por bactéria, na qual ou há a infecção ou não há a infecção. Gravidez também é outra condição categórica, visto que ou ela está presente ou não está. Não há nada entre a presença da condição ou a ausência.

Desatenção, hiperatividade e impulsividade estão distribuídas na população como um contínuo (assista ao vídeo indicado a seguir), assim como outras variáveis médicas, como pressão arterial, colesterol e níveis glicêmicos. Para definir a condição em uma dimensão, um ponto de corte é estabelecido, a partir do qual as chances de prejuízo aumentam. Pessoas com TDAH estão no final desse contínuo, em uma zona em que a intensidade dos sintomas está associada a prejuízo na vida – por exemplo, propensão a acidentes, gravidez não planejada ou doenças sexualmente transmissíveis (DSTs) em adolescentes, maior fracasso acadêmico, entre outros.[5]

Todos temos um nível de pressão arterial, mas isso não torna a hipertensão, que é definida como pressão arterial acima de um limiar claramente associado a prejuízo, um distúrbio irreal! No contexto da saúde mental, existem inúmeros outros exemplos de transtornos dimensionais, como depressão, ansiedade social e ansiedade generalizada. De novo, o fato de a maioria das pessoas apresentar um certo nível de ansiedade de desempenho não justifica que aqueles com graus extremos e constantes de ansiedade de desempenho (com sintomas desencadeados por pequenos gatilhos e associados a outros sintomas, como insônia, tensão muscular e sofrimento emocional) não mereçam avaliação, diagnóstico e cuidado. Sendo assim, é sempre importante verificar se o limiar está definido em um ponto adequado e se pressões vindas da família, da sociedade ou de interesses privados (p. ex., da indústria farmacêutica) não estão influenciando o estabelecimento do ponto de corte.

Finalmente, a definição de TDAH não é apenas baseada na gravidade dos sintomas que causam prejuízo, mas também em sua interferência em diferentes cenários de vida. Essa abordagem ajuda a diferenciar o TDAH de alguma condição resultante de reação a gatilhos específicos do ambiente, como a desatenção apenas no contexto de sala de aula em virtude de um método de ensino inadequado.

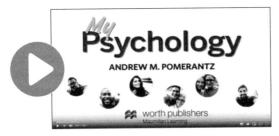

Acesse

https://www.youtube.com/watch?v=rqQBvsGtTb0

NÃO EXISTEM ANORMALIDADES OU DISFUNÇÕES CEREBRAIS NO TDAH

Provavelmente, o argumento mais citado contra a validade do TDAH é que a ciência nunca encontrou uma anormalidade cerebral presente em todos os indivíduos afetados pelo transtorno. Essa é uma assertiva verdadeira, porém usada de maneira errada. A ciência jamais irá encontrar uma anormalidade cerebral única em todos os indivíduos com TDAH.

Eis o motivo: o TDAH é uma síndrome, o que significa que indivíduos com o transtorno têm diferentes perfis de sintomas em uma das duas dimensões que caracterizam essa psicopatologia, a desatenção e a hiperatividade/impulsividade. Em algumas populações, impulsividade e hiperatividade formam diferentes dimensões, o que leva a três dimensões e não duas. Chamamos esse fenômeno de heterogeneidade fenotípica, o que significa dizer que, assim como nem todos os seres humanos são iguais, nem todos os pacientes com TDAH apresentam os mesmos sintomas. Assim, temos algumas anormalidades cerebrais que são provavelmente relacionadas a um grupo específico de sintomas em cada uma das dimensões. Sempre que um grupo de pacientes com TDAH realiza um exame de imagem por ressonância magnética (IRM), diferenças são detectadas em seus cérebros em comparação a indivíduos sem o transtorno, porém as mesmas anormalidades cerebrais não estão presentes em todos os cérebros devido ao fenômeno da heterogeneidade fenotípica. A Figura 6.1 ilustra o quanto de informação a pesquisa em TDAH traz até agora e o que de informação adicional é necessário. Imagine que cada ponto representa uma característica específica do cérebro de um indivíduo (p. ex., a espessura do córtex pré-frontal). Na Figura 6.1A, é possível observar onde estamos. Ao calcular a média de espessura do córtex pré-frontal de indivíduos do grupo 1 (TDAH), ela é significativamente menor do que aquela dos indivíduos do grupo 2 (sem TDAH), porém, como se pode ver, inúmeros indivíduos com TDAH (grupo 1) têm a mesma espessura de córtex pré-frontal que aquela de indivíduos sem TDAH (grupo 2). Então, eles são provavelmente diferentes em outras características estruturais e/ou funcionais do cérebro em relação a indivíduos sem TDAH. O desafio é criar uma medida composta que inclua inúmeras características estruturais e funcionais do cérebro, o que pode separar grupos de acordo com o que se observa na Figura 6.1B. Com melhores métodos de imagem, maiores amostras de pacientes e técnicas de análise de dados mais sofisticadas, como a Machine Learning, estamos chegando cada vez mais perto disso!

A respeito das diferenças entre indivíduos com TDAH e pessoas em desenvolvimento típico, na Holanda, um grupo de pesquisadores recentemente publicou uma análise comparando mais de 1.700 imagens cerebrais de pessoas com o transtorno com cerca de 1.500 imagens cerebrais de indivíduos sem TDAH. Esses pesquisadores mostraram que inúmeras áreas cerebrais foram diferentes em indivíduos com TDAH como grupo. Para sermos mais específicos, os volumes de várias partes do cérebro, como o *nucleus accumbens*, a amígdala, o núcleo caudado, o hipocampo, o putame e o volume cerebral total eram menores em indivíduos com TDAH em comparação aos controles.[6]

Finalmente, é sempre importante lembrar que, se a ausência de uma anormalidade cerebral única em todos os indivíduos com TDAH é um argumento válido para excluir essa condição do "*hall* de transtornos psiquiátricos", deveríamos excluir todos os demais transtornos mentais também! Não existe uma anormalidade cerebral unitária em pacientes com autismo, esquizofrenia, depressão, transtorno bipolar, demência ou transtornos de ansiedade.

COMO PODE UMA CRIANÇA QUE PASSA HORAS FOCADA NO *VIDEOGAME* TER TDAH? SERÁ QUE O TDAH NÃO É APENAS OUTRA PALAVRA PARA PREGUIÇA OU FALTA DE VONTADE?

A habilidade de focar a atenção e inibir uma ação é fortemente modulada pela motivação. Assim, quase todos, inclusive a maioria das pessoas com TDAH, podem prestar atenção por até longos períodos de tempo quando fortemente motivados. Nosso entendimento atual sobre os mecanismos cerebrais indica que áreas do cérebro relacionadas com a atenção e a habilidade de orquestrar a execução de funções são irrigadas por uma substância excitatória, chamada dopamina, em situações de motivação.[7] Quando estão jogando *videogame* ou em outras situações altamente motivacionais, indivíduos com TDAH podem se concentrar muito bem na atividade que estão desempenhando.

O problema no TDAH é a habilidade de focar ou inibir respostas motoras ou movimentos nas atividades do dia a dia, em que os níveis de estimulação não são altos o suficiente para manter o cérebro ativado. Uma criança de 10 anos em desenvolvimento típico pode prestar atenção em sala de aula mesmo quando o tópico não é incrivelmente interessante. Em outras palavras, seu padrão de mecanismo cerebral associado à atenção não necessita de um estado de alta energia para operar, embora ele deva operar de forma ainda melhor quando estimulado

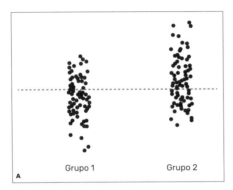
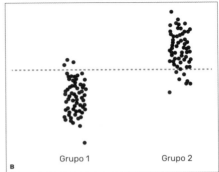

Figura 6.1
Figura hipotética mostrando diferenças estatisticamente significativas entre grupos **(A)** e diferenças entre grupos com magnitude suficiente para informar biomarcadores **(B)**.

mais intensamente. Indivíduos com TDAH não alcançam níveis energéticos para executar funções sem uma motivação moderada ou alta, devido a estrutura cerebral prejudicada, disfunção e/ou desequilíbrio de neurotransmissores. O mais importante, visto que esses mecanismos não podem ser voluntariamente ligados, é que não estamos lidando com uma questão de força de vontade. A ideia de que indivíduos com TDAH devam apenas se esforçar mais pode ser comparada à situação de se pedir a alguém com baixa acuidade visual que se esforce mais para enxergar melhor.

Outro aspecto que corrobora essa impressão familiar de que o TDAH é um problema de falta de vontade é que pessoas com o transtorno provavelmente melhoram sob algum nível ideal de estresse. Dessa forma, não é incomum crianças com hiperatividade ficarem paradas no consultório médico durante uma consulta ou adolescentes com desatenção extrema se focarem nos estudos no final de um ano escolar. Inúmeros estudos documentaram que um nível ideal de ativação/estresse ajuda o córtex pré-frontal a trabalhar melhor devido à descarga cerebral de uma substância conhecida como norepinefrina.[8] Mais uma vez, sob essas circunstâncias, indivíduos com TDAH podem atingir o limiar energético necessário para executar tarefas que não poderiam realizar sob condições corriqueiras. Por essa razão, não podemos excluir o diagnóstico de TDAH apenas com base na falta de hiperatividade/impulsividade ou desatenção da criança dentro do consultório.

Dito isso, é importante reconhecer que algum nível de esforço é sempre necessário para superar obstáculos impostos pelo transtorno. Mesmo que o mecanismo cerebral prejudicado possa ser melhorado com o uso de medicamentos, ainda assim um nível de esforço será necessário. Aqui, podemos usar a analogia de uma pessoa que sofreu um acidente vascular cerebral leve na área cerebral responsável pelo movimento da mão esquerda. Sem exercícios de fisioterapia, o paciente provavelmente não irá recuperar o movimento da mão. Essa é a razão pela qual o tratamento combinado no TDAH, mesmo que seja apenas no formato de intervenção psicoeducacional, é importante.

O TDAH É UM TRANSTORNO CAUSADO POR DEMANDAS DA SOCIEDADE MODERNA

Nas últimas 2 ou 3 décadas, foi acumulado conhecimento suficiente para indicar claramente que o TDAH atinge famílias e que a genética tem papel crucial em sua transmissão.[9] Como discutido em outro capítulo deste livro, agora temos dados de pesquisa suficientes para até mesmo indicar a primeira sequência de ácido desoxirribonucleico (DNA) responsável por uma pequena parte dessa suscetibilidade genética.[10]

Assim, a evidência de um transtorno com base na genética contrapõe a ideia de uma psicopatologia causada por demandas da sociedade moderna. Além disso, literatura médica descrevendo o que hoje é chamado de TDAH existe desde o início do século passado, e relatos de apresentações clínicas similares ao TDAH podem ser encontrados em escritos da Grécia antiga.[11]

Outrossim, um dos mais citados estudos de toda a literatura referente ao TDAH avaliou mais de cem publicações que abordaram a frequência do transtorno em países de todos os continentes. O principal achado mostrou que tanto a frequência do transtorno é similar em países culturalmente muito diferentes como a prevalência não é diferente entre países da América do Norte e da Europa, reforçando a ideia de que cultura não causa o transtorno.[12]

Uma variante desse mito é a de que a frequência do transtorno vem aumentando na população nas últimas décadas devido a modificações na sociedade, a qual está focada basicamente no desempenho. Nosso grupo conduziu uma grande revisão da literatura (mais de 130 estudos) referente à frequência do TDAH ao longo das últimas três décadas e documentou claramente que não há aumento nas taxas do transtorno nas amostras populacionais ao redor do mundo nesse período (Fig. 6.2).[13] Recentemente, autores suecos replicaram o mesmo achado em uma população de mais de 19.200 gêmeos avaliados aos 9 anos de idade de 2004 a 2014.[14]

Contudo, é importante notar que o entendimento moderno dos transtornos mentais sugere que eles são determinados pela interação entre genes e ambiente.[15] Por isso, o meio desempenha um papel na manifestação dos sintomas de TDAH. Dessa forma, um indivíduo com forte predisposição genética para o transtorno provavelmente apresentará sintomas independentemente do ambiente, enquanto

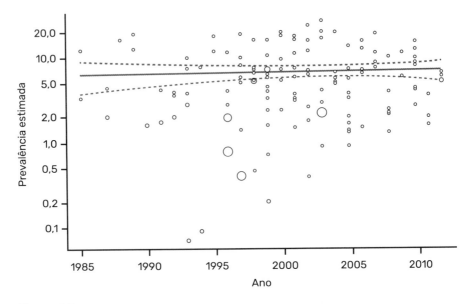

Figura 6.2
Prevalência de TDAH em diferentes estudos de acordo com suas datas de publicação. Cada ponto representa a frequência de TDAH em determinado estudo. A linha contínua representa a prevalência média estimada para cada ano ao longo das três décadas. As linhas pontilhadas representam o intervalo de confiança de 95%.
Fonte: Polanczyk e colaboradores.[13] Permissão de uso concedida pela Oxford University Press. Proibida a reprodução.

pessoas com baixa predisposição genética para o transtorno não exibirão sintomas mesmo em ambientes muito exigentes. As exigências do ambiente podem ser mais relevantes para os indivíduos no meio-termo entre esses dois extremos. Assim, a demanda ocidental de maior controle inibitório, planejamento e foco para ser bem-sucedido não é a causa do transtorno, mas pode ser um gatilho para os sintomas de TDAH naqueles com vulnerabilidade genética, enquanto um ambiente de suporte pode atenuar a predisposição genética.

COMO MEU FILHO TEM TDAH SE NÃO É HIPERATIVO?

As pessoas tendem a associar o TDAH com o estereótipo de um menino que nunca para! Entretanto, como discutido no primeiro capítulo, o TDAH é composto por sintomas em uma das duas dimensões: desatenção e/ou hiperatividade/impulsividade. Assim, enquanto alguns indivíduos podem ter predominantemente sintomas de hiperatividade, outros apresentam predominantemente sintomas de desatenção, e ainda há aqueles com sintomas de ambas as dimensões.

Crianças na pré-escola tendem a apresentar mais sintomas de hiperatividade, visto que demandas de atenção não são tão relevantes. Nas crianças em idade escolar, vemos mais frequentemente a combinação de sintomas das duas dimensões. A hiperatividade tende a diminuir ao longo do desenvolvimento. Portanto, uma criança que foi extremamente hiperativa/impulsiva em idade pré-escolar pode se apresentar com uma combinação de problemas de atenção e hiperatividade na idade escolar e, em seguida, acabar como um adolescente/adulto jovem com desatenção e déficits executivos.[5]

Curiosamente, existe um efeito do sexo na manifestação dos sintomas. Meninas costumam apresentar mais sintomas de desatenção do que de hiperatividade. Meninos tendem a manifestar mais sintomas de hiperatividade ou um perfil combinado de sintomas. Já que sintomas de hiperatividade e impulsividade tendem a causar prejuízos mais visíveis, o TDAH costuma ser mais reconhecido em indivíduos do sexo masculino.

Uma dúvida comum apresentada pelos pais é como sintomas tão diferentes como desatenção e hiperatividade podem fazer parte de um mesmo transtorno. Os mecanismos cerebrais relacionados ao transtorno sugerem que déficits de controles inibitórios são essenciais, embora não sejam os únicos. Assim, se as áreas cerebrais responsáveis por "nossos freios" (i. e., córtex pré-frontal e áreas associadas) estão prejudicadas ou imaturas no TDAH, é fácil entender que pessoas com o transtorno vão ser mais impulsivas e ativas. Mas como a desatenção está relacionada a déficits inibitórios? Para focar a atenção na questão mais importante em determinado momento, como um professor durante a aula, as pessoas precisam inibir muitos outros estímulos do ambiente que competem pela atenção, como um colega de classe se mexendo na cadeira ou um carro buzinando na rua. Até mesmo pensamentos internos (p. ex., o que fazer a seguir) estão constantemente competindo por nossa atenção. Dessa forma, as habilidades inibitórias são essenciais para focar a atenção em apenas um estímulo. Entretanto, existem questões para as quais ainda não há respostas. São elas:

- Por que algumas pessoas manifestam preferencialmente um conjunto de sintomas em vez de outro?
- Por que a desatenção é mais frequente do que a hiperatividade/impulsividade em meninas?

Uma hipótese atual é que entre os inúmeros genes que conferem suscetibilidade para TDAH, grupos deles seriam relacionados com déficits de controles inibitórios ou déficits em funções executivas. Esses genes iriam interagir, por mecanismos ainda não compreendidos, com outro grupo de genes que poderia ser responsável pelo tipo de constelação de sintomas manifestado.

O TDAH É CULPA MINHA PORQUE NÃO DEI DISCIPLINA O BASTANTE PARA MEU FILHO?

Como pais, temos o sentimento de culpa por tudo aquilo que acontece com nossos filhos. No passado, profissionais da área da saúde mental ajudavam a tornar essa situação ainda pior, culpando mães por tudo o que acontecia com seus filhos, de mau comportamento a autismo e esquizofrenia. O TDAH é um transtorno causado pela interação entre genes e ambiente, que prejudica o desenvolvimento/a maturação normal de algumas áreas cerebrais e/ou suas comunicações. Essa ideia de que pais causam TDAH é uma variação daquela já discutida de que o ambiente moderno produz o transtorno.

Entretanto, como já dito sobre o ambiente, a parentalidade pode atenuar ou acentuar a força dos genes que conferem suscetibilidade para o transtorno. Um problema adicional frequente aqui é que o TDAH tem transmissão familiar. Assim, não é incomum ver que um ou ambos os pais também têm o transtorno ou manifestaram a síndrome completa no passado, apresentando ainda sintomas atenuados no presente. Algumas pesquisas apontam que por volta de 30% das famílias que procuram avaliação para TDAH em seus filhos têm pelo menos um dos pais com o transtorno.[16] Nesse caso, pode ser mais difícil para esses pais proporcionarem um ambiente mais estruturado para seus filhos com TDAH. Assim, pediatras e profissionais da área da saúde mental que lidam com crianças com o transtorno devem sempre rastrear a presença de TDAH nos pais. Da mesma forma, profissionais da área da saúde mental que tratam adultos com diagnóstico positivo de TDAH devem investigar a presença do transtorno em seus descendentes.

O TDAH OCORRE APENAS EM CRIANÇAS

Há três décadas, existia uma crença de que o TDAH era um transtorno da infância e que as modificações biológicas associadas com a puberdade permitiriam a superação do transtorno pelas crianças. Pesquisas ao redor do mundo demonstraram que o TDAH pode ser detectado em adolescentes e em adultos, sendo que as taxas de prevalência na vida adulta são em torno de 2,8%.[17]

Geralmente, a apresentação clínica é diferente em adultos quando comparados a crianças, com proeminência de sintomas de desatenção e déficits em funções executivas, que determinam sintomas como procrastinação. Impulsividade e perturbações na regulação emocional podem ser mais importantes do que a hiperatividade.[18] Essa diferença em apresentação clínica nos adultos é agora reconhecida nos critérios diagnósticos para o transtorno. A quinta versão do *Manual diagnóstico e estatístico de transtornos mentais* (DSM-5),[19] da American Psychiatric Association (APA), sugere um limiar mais baixo de sintomas de desatenção e de hiperatividade/impulsividade necessário para estabelecer o diagnóstico de TDAH em adultos do que em crianças.

Pesquisas recentes demonstram inclusive que o TDAH pode se apresentar em adultos mais velhos. Um estudo na Holanda documentou uma prevalência por volta de 2,8% de TDAH em idosos (60 anos de idade ou mais).[20]

E SOBRE O FUTURO? MEU FILHO TERÁ TDAH PARA SEMPRE?

De uma era em que acreditávamos que as crianças iriam superar o transtorno nos movemos para um momento em que o TDAH foi considerado uma "sentença de vida" para todos. Como sempre, a assertiva verdadeira não está em nenhum desses extremos. Embora não haja consenso na taxa exata de persistência de TDAH da infância para a vida adulta, um grupo significativo de crianças com TDAH vai continuar apresentando sintomas e prejuízos ao longo da vida. Alguns estudos sugerem uma taxa de aproximadamente 50%.[21] Sabemos que a persistência depende de como o transtorno é definido na vida adulta (presença da síndrome completa, sintomas parciais ou apenas prejuízo).

Uma pesquisa recente sugere que a persistência da síndrome de TDAH completa na vida adulta depende de inúmeros fatores, como severidade dos sintomas na infância, presença de comorbidades mentais na infância e transtornos mentais nos pais, por exemplo, depressão.[21]

Sendo assim, é importante reconhecer que há uma proporção significativa de crianças com TDAH que se tornam adultos sem o transtorno. Isso provavelmente está relacionado à maturação de áreas cerebrais associadas ao transtorno.

AS CRIANÇAS COM TDAH SÃO MENOS INTELIGENTES

Esse é um estigma muito enfrentado por pessoas portadoras do transtorno. Devido à interferência dos sintomas de TDAH nas conquistas acadêmicas, indivíduos afetados frequentemente têm a percepção de que não são inteligentes! Apresentamos, a seguir, um texto escrito por um menino de 10 anos de idade com TDAH que nunca foi diagnosticado. O professor pediu aos estudantes que escrevessem uma redação em que se descrevessem.

> *Olá, eu sou Pedro (nome fictício) e vou contar a minha história. Eu sou estúpido, mais ou menos feio e eu não sei como estou no quarto ano. Minha mãe até diz que não sou bom, ela não sabe por que eu vim para este mundo.*

Eu sou um idiota, não tenho ideias, apenas gasto o dinheiro dos outros, e a única coisa que sei fazer é jogar futebol. Em resumo, eu sou uma droga, não deveria ter nascido.

Não existem evidências de que o TDAH está relacionado à inteligência. Visto que a avaliação das funções executivas e da memória de trabalho é parte de algumas análises de quociente de inteligência (QI) e que essas funções neuropsicológicas são afetadas pelo TDAH, os resultados de tais testes podem ser falhos ao estimarem um potencial QI mais baixo que o real. Pessoas com TDAH podem apresentar problemas cognitivos, um QI médio e alta capacidade cognitiva.[22]

Outros potenciais estigmas associados ao TDAH são apresentados no vídeo a seguir.

AS CRIANÇAS QUE USAM MEDICAMENTO PARA TDAH SÃO MAIS SUSCETÍVEIS AO ABUSO DE SUBSTÂNCIAS QUANDO SE TORNAM ADOLESCENTES

Atualmente não está claro se o TDAH em si aumenta o risco de abuso/dependência de substâncias ou se o risco está associado a alguns transtornos que acompanham o TDAH, como o transtorno da conduta.[23,24]

Ao mesmo tempo, ainda é controverso se o tratamento do TDAH com medicamento pode de fato diminuir o risco futuro de abuso ou dependência de substâncias,[25] visto que nenhum dado longitudinal sugere que pessoas com o transtorno tratadas com medicamento apresentem maior risco de desenvolver problemas de uso de substâncias que pessoas com TDAH não tratadas com medicamento.

Entretanto, embora tenhamos evidência substancial de que o tratamento medicamentoso traz benefícios agudos em desfechos primordiais, como diminuição de acidentes, aumento das notas em teste acadêmicos, menores taxas de gravidez e DSTs em adolescentes e redução de mortalidade, ganhos claros em longo prazo

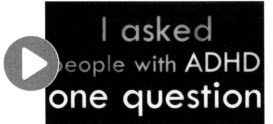

Acesse

https://www.youtube.com/watch?v=ji0hg1LduU8&t=14s

decorrentes de tratamento farmacológico e intervenções não farmacológicas ainda precisam ser demonstrados.[26]

COMO EXPLICAR O TDAH PARA AS FAMÍLIAS?

Com base em tudo o que foi discutido até agora, oferecemos um modelo, entre inúmeros outros disponíveis na literatura, para apresentar o TDAH às famílias.

Após o processo de avaliação, considerando que temos evidências suficientes a partir do perfil descrito dos sintomas, da história médica e de desenvolvimento e da história familiar do paciente (criança ou adulto) para o diagnóstico do transtorno, precisamos discutir o TDAH com o paciente e/ou sua família.

O ponto de partida é perguntar ao paciente e/ou a seus pais/sua família o que entendem a respeito do transtorno. Esse é um estágio importante, pois permite o reconhecimento e a discussão de algumas questões descritas anteriormente sobre o TDAH, já que são parte da cultura e dos valores do paciente/da família.

Geralmente, iniciamos explicando que não existe marcador biológico para o TDAH, assim como não há para qualquer outro transtorno mental. Portanto, o diagnóstico se baseia na avaliação clínica. Após, descrevemos o TDAH como um transtorno dimensional, fazendo analogias com condições médicas, por exemplo, hipertensão, diabetes e hipercolesterolemia. Essa abordagem inicial é relevante para informar ao paciente o motivo pelo qual uma neuroimagem sofisticada ou até mesmo um simples eletroencefalograma (EEG) não serão necessários para o processo diagnóstico ou para conectar o TDAH às condições médicas.

Em tal estágio, revisamos com o paciente os dados dos sintomas relatados durante a entrevista clínica ou coletados em escalas com pais/família/escola, assim como informações a respeito de história médica, de desenvolvimento e familiar que corroboram a hipótese clínica de TDAH.

Partimos, então, para caracterizar o TDAH. Afirmamos que se trata de um transtorno do desenvolvimento cerebral causado pela interação entre os genes e fatores ambientais. Analogias com condições médicas, como asma e gastrite, podem ajudar nesse momento. Indivíduos com predisposição para asma, quando passam por modificações no clima ou encaram aumento de alérgenos no ambiente, podem ter crises asmáticas. Essa abordagem auxilia as famílias a entender que, apesar de o TDAH ser um transtorno biológico, sua ação pode atenuar ou acentuar os sintomas. Isso pode ser importante para motivá-las em futuras intervenções de treinamento de pais.

Então, descrevemos o TDAH como uma imaturidade ou desregulação química das áreas cerebrais responsáveis por "nossos freios" e por coordenar nossa capacidade de planejar e executar ações. Localizamos essas áreas na parte frontal do cérebro, enfatizando que a compreensão moderna do cérebro sugere que sua função é muito mais dependente da interação entre as diversas áreas cerebrais do que de uma área isolada. Diferentes analogias podem ajudar, como a do óleo de freio, na qual uma desregulação desse fluido produz falha no funcionamento dos freios, não permitindo que trabalhem adequadamente. Então, apresentamos a ideia de como uma falha no sistema de freio pode determinar sintomas tão diferentes quanto desatenção e hiperatividade, conforme já discutido. Outra analogia interessante é entre o maestro de uma orquestra e a área frontal do cérebro. Se a área frontal, que age como maestro de outras áreas (músicos), não funciona de modo adequado pela imaturidade ou desregulação química, a orquestra (cérebro) não tocará de forma devida, independentemente de quão bons os músicos sejam individualmente (ou do quão intactas estejam as demais áreas cerebrais).

Embora possa ser visto como um processo que exige tempo nas consultas de atendimento primário ou em consultórios pediátricos, ele é essencial para criar um entendimento inicial a respeito do TDAH e para propiciar conformidade com qualquer plano de manejo proposto em um transtorno no qual a adesão ao tratamento é um dos maiores problemas, como já mencionado.[1] Essa conversa não leva mais do que 10 a 15 minutos.

CONSIDERAÇÕES FINAIS

O objetivo deste capítulo foi fornecer um guia para clínicos esclarecerem alguns dos equívocos e dúvidas mais comuns que pacientes com TDAH e seus familiares possam ter em relação ao transtorno. Ele pode até ser indicado para leitura a familiares antes ou logo após um diagnóstico de TDAH, estimulando-os a compartilhar suas dúvidas com os profissionais da saúde mental.

Conflitos de interesse

O doutor Rohde recebeu apoio financeiro ou suporte de pesquisa, atuou como consultor e no escritório de palestrantes da Eli Lilly and Co., Janssen, Medice, Novartis e Shire. Os programas ambulatoriais de TDAH e Transtorno Bipolar Juvenil, presididos pelo doutor Rohde, receberam apoio educacional e de pesquisa irrestrito das seguintes empresas farmacêuticas: Eli Lilly and Co., Janssen e Novartis. O doutor Rohde recebeu direitos autorais da Oxford Press e da Artmed Editora e doações de viagem da Shire para participar da reunião anual da APA de 2018 e da Novartis para participar da reunião anual da AACAP de 2016. Os demais autores não declararam conflitos de interesse.

REFERÊNCIAS

1. Khan MU, Kohn M, Aslani P. The need for a paradigm shift in adherence research: the case of ADHD. Res Social Adm Pharm. 2018. pii: S1551-7411(18)30374-7. [Epub ahead of print].

2. Ponnou S, Gonon F. How French media have portrayed ADHD to the lay public and to social workers. Int J Qual Stud Health Well-being. 2017;12(sup1):1298244.

3. Timimi S, Timimi L. The social construction of attention deficit hyperactivity disorder. In: O'Reilly M, Lester JN, editors. The Palgrave handbook of child mental health. Basingstoke: Palgrave Macmillan, 2015. p. 139-157.

4. McLennan JD. Understanding attention deficit hyperactivity disorder as a continuum. Can Fam Physician. 2016;62(12):979-982.

5. Faraone SV, Asherson P, Banaschewski T, Biederman J, Buitelaar JK, Ramos-Quiroga JA, et al. Attention-deficit/hyperactivity disorder. Nat Rev Dis Primers. 2015;1:15020.

6. Hoogman M, Bralten J, Hibar DP, Mennes M, Zwiers MP, Schweren LSJ, et al. Subcortical brain volume differences in participants with attention deficit hyperactivity disorder in children and adults: a cross-sectional mega-analysis. Lancet Psychiatry. 2017;4(4):310-319.

7. Berridge KC, Kringelbach ML. Pleasure systems in the brain. Neuron. 2015;86(3):646-64.

8. de Kloet ER, Joëls M, Holsboer F. Stress and the brain: from adaptation to disease. Nat Rev Neurosci. 2005;6(6):463-75.

9. Thapar A, Cooper M. Attention deficit hyperactivity disorder. Lancet. 2016;387(10024):1240-50.

10. Demontis D, Walters RK, Martin J, Mattheisen M, Als TD, Agerbo E, et al. Discovery of the first genome-wide significant risk loci for ADHD. BioRxiv. 2017. [Epub ahead of print].

11. Victor MM, Silva BS, Kappel DB, Bau CH, Grevet EH. Attention-deficit hyperactivity disorder in ancient Greece: The Obtuse Man of Theophrastus. Aust N Z J Psychiatry. 2018;52(6):509-513.

12. Polanczyk G, Lima MS, Horta BL, Biederman J, Rohde LA. The worldwide prevalence of ADHD: a systematic review and metaregression analysis. Am J Psychiatry. 2007;164(6):942-8.

13. Polanczyk GV, Willcutt EG, Salum GA, Kieling C, Rohde LA. ADHD prevalence estimates across three decades: an updated systematic review and meta-regression analysis. Int J Epidemiol. 2014;43(2):434-42.

14. Rydell M, Lundström S, Gillberg C, Lichtenstein P, Larsson H. Has the attention deficit hyperactivity disorder phenotype become more common in children between 2004 and 2014? Trends over 10 years from a Swedish general population sample. J Child Psychol Psychiatry. 2018;59(8):863-871.

15. Geschwind DH, Flint J. Genetics and genomics of psychiatric disease. Science. 2015;349(6255):1489-94.

16. Rohde LA, Szobot C, Polanczyk G, Schmitz M, Martins S, Tramontina S. Attention-deficit/hyperactivity disorder in a diverse culture: do research and clinical findings support the notion of a cultural construct for the disorder? Biol Psychiatry. 2005;57(11):1436-41.

17. Fayyad J, Sampson NA, Hwang I, Adamowski T, Aguilar-Gaxiola S, Al-Hamzawi A, et al. The descriptive epidemiology of DSM-IV Adult ADHD in the World Health Organization World Mental Health Surveys. Atten Defic Hyperact Disord. 2017;9(1):47-65.

18. Asherson P, Buitelaar J, Faraone SV, Rohde LA. Adult attention-deficit hyperactivity disorder: key conceptual issues. Lancet Psychiatry. 2016;3(6):568-78.

19. American Psychiatric Association. Manual diagnóstico e estatístico de transtornos mentais: DSM-5. 5. ed. Porto Alegre: Artmed, 2014.

20. Michielsen M, Semeijn E, Comijs HC, van de Ven P, Beekman AT, Deeg DJ, et al. Prevalence of attention-deficit hyperactivity disorder in older adults in The Netherlands. Br J Psychiatry. 2012;201(4):298-305.

21. Caye A, Spadini AV, Karam RG, Grevet EH, Rovaris DL, Bau CH, et al. Predictors of persistence of ADHD into adulthood: a systematic review of the literature and meta-analysis. Eur Child Adolesc Psychiatry. 2016;25(11):1151-1159.

22. Brown TE, Reichel PC, Quinlan DM. Executive function impairments in high IQ adults with ADHD. J Atten Disord. 2009;13(2):161-7.

23. Serra-Pinheiro MA, Coutinho ES, Souza IS, Pinna C, Fortes D, Araújo C, et al. Is ADHD a risk factor independent of conduct disorder for illicit substance use? A meta-analysis and metaregression investigation. J Atten Disord. 2013;17(6):459-69.

24. Groenman AP, Janssen TWP, Oosterlaan J. Childhood psychiatric disorders as risk factor for subsequent substance abuse: a meta-analysis. J Am Acad Child Adolesc Psychiatry. 2017;56(7):556-569.

25. Groenman AP, Oosterlaan J, Rommelse NN, Franke B, Greven CU, Hoekstra PJ, et al. Stimulant treatment for attention-deficit hyperactivity disorder and risk of developing substance use disorder. Br J Psychiatry. 2013;203(2):112-9.

26. Arnold LE, Hodgkins P, Caci H, Kahle J, Young S. Effect of treatment modality on long-term outcomes in attention-deficit/hyperactivity disorder: a systematic review. PLoS One. 2015;10(2):e0116407.